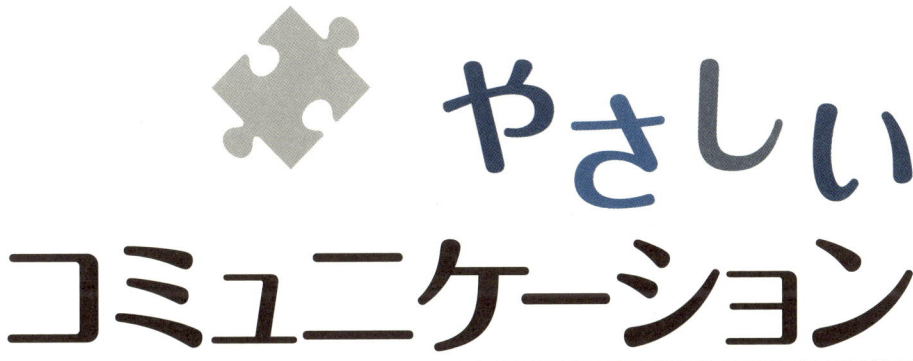

やさしい
コミュニケーション
Communication Disorder
障害学

基礎からわかる
言語聴覚療法の
実際

八王子言語聴覚士ネットワーク[編]

執筆者一覧

◆編集委員

東川麻里	北里大学医療衛生学部リハビリテーション学科
山本　徹	永生会
江村俊平	永生クリニックリハビリテーションセンター

◆執筆者

東川麻里	北里大学医療衛生学部リハビリテーション学科（第1章）
山本　徹	永生会（第1章，付録）
小泉智枝	北原国際病院リハビリテーション科（第2章）
大塩　歩	北原国際病院リハビリテーション科（現 TR相模大野リハビリセンター；第2章）
相原元気	北原国際病院リハビリテーション科（現 相模原南病院リハビリテーション科；第2章）
原　由紀	北里大学医療衛生学部リハビリテーション学科（第2章，第3章）
左田野智子	東京医科大学八王子医療センター リハビリテーション科（第3章）
佐藤麻衣子	東京医科大学八王子医療センター リハビリテーション科（第3章）
新井拓穂	東京医科大学八王子医療センター リハビリテーション科（第3章）
江村俊平	永生クリニックリハビリテーションセンター（第4章）
亀井　編	南多摩病院リハビリテーション科（第4章）
畠山　恵	武蔵野大学人間科学部人間科学科（第5章）
石坂郁代	北里大学医療衛生学部リハビリテーション学科（第6章）

（執筆順）

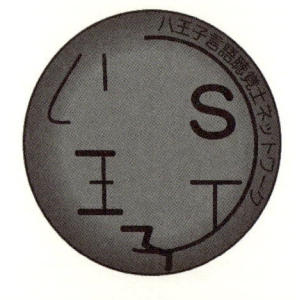

　八王子言語聴覚士ネットワークは，2004年に結成された東京都八王子市に在住もしくは在勤の言語聴覚士の団体です．言語聴覚療法を一般に広めていくことで，八王子市および近隣地域の市民の健康増進と生活の質の向上に貢献することを目的としています．本書は，八王子言語聴覚士ネットワークが2008年から毎年開催している市民公開講座で作成した配布資料をもとに，新たに執筆したものです．

推薦のことば

　わが国は誰も経験したことのない超高齢社会に突入しています．慢性期医療はできるだけ在宅に，そして医療的依存度が高い人もできるだけ病院ではなく介護施設へという転換が進んでいます．また，地域ぐるみの支え合いのネットワークである地域包括ケアシステムの構築が，私のホームグラウンドである八王子でも急ピッチで進んでいます．地域包括ケアシステムの構築には，それぞれの街に特有の課題があり，行政・医療・介護・福祉に関わる人と住民がみんなで考え，取り組んでいかなければなりません．

　安心して暮らし，老い，そして最期を迎えられる街づくりのために，私たち一人ひとりはどのような貢献をしたらよいのでしょうか．その一つの答えは，病気や障害がある人がそばにいた時に，その人が周囲の人とよいコミュニケーションをとることができ，その人の思いを治療やケアプランに反映させ，その人が尊厳ある毎日が送れるようにサポートをすることではないでしょうか．

　しかし，実際は医療や介護を必要とする人の中にコミュニケーション障害が原因で情報から疎外され，思いを表現することが難しい人もいます．コミュニケーションがうまくとれず，なんとかしたいと考えている医療・介護に携わる人もたくさんいるのではないかと思います．また，地域包括ケアシステムにおいて医療・介護の専門職の人だけではなく地域住民もさまざまなサービスの担い手となります．これからの時代は，コミュニケーション障害を理解してその対応方法を知ることは，この街で暮らしていく誰にとっても必要なことなのです．

　地域包括ケアシステムにおいて，リハビリテーションの専門家はさまざまな場面でその知識と技術を使って活躍することが期待されています．本書は八王子で働くコミュニケーション障害の専門家である言語聴覚士が，障害の概説とともにリハビリテーションの専門家だからこそ伝えられる技術，現場で培ったコツについてわかりやすく解説しています．

　このように八王子の街からリハビリテーションを発信していく仲間がいることをたいへん心強く思います．言語聴覚士によるリハビリテーションをとおして，コミュニケーション障害をもつ人の笑顔が輝く街づくり・人づくり・思い出づくりができたら，なんて素敵なことでしょう．

2016年5月吉日

医療法人社団永生会
安藤高朗

はじめに

　私が最近読んだ，中勘助氏（1885〜1965）の随筆に，言語聴覚士として読みすごすことのできない件がありました．それは，筆者の勘助氏の兄である金一氏が失語症になったということでした．失語症とは，脳の損傷によって言葉を話すこと，聞いて理解すること，読むこと，書くことが困難になる障害です．失語症は，記憶や知能の障害とは区別する必要があります．基本的に道具として言葉を用いることができなくなる障害ですから，当事者は言葉の通じない世界に閉じ込められたような状態です．金一氏は九州帝国大学医科の教授でしたが，まだ30代の若さでありながら脳出血によって失語症になりました．金一氏は仕事を辞め，釣りを唯一の楽しみとして過ごし，72歳で他界しています．

　随筆には，「もののいえない兄が電車や汽車にのる時に使った」厚紙の札が紹介されています．片面には行き先，他の面には帰り先が書いてある札で，当時は電車に乗るためには，駅の窓口で鉄道員から目的地までの切符を買う必要があり，金一氏はこの札を用いて一人で切符を買って釣りに出かけていたそうです．また，地下鉄ができて新規の試みをするとなると一人ではできず，家族が2，3回ついていって駅の目印やらを覚えさせる，といったエピソードもありました．失語症の金一氏が生きたのは明治の終わりから昭和にかけての時代でした．

　今も昔も，失語症の人には変わらない苦労がありますが，随筆の中でひときわ心が痛んだ文章があります．それは，金一氏が失語症を発症した場面の記述ですが，そこには「その時から兄は廃人だった」とあるのです．こういうショッキングな言葉は，今ではもちろん使用しませんが，当時は会話の中で普通に使われていたようです．

　世の中には生まれながらにして，あるいは病気やけがによって，コミュニケーションに障害を負った人がいます．誰もが年をとるにつれて障害を負う可能性が高まるとともに，そうでなくともなんらかの不自由さを伴うことになります．現在の，そしてこれから迎えるかつて経験したことのない超高齢化社会においては，コミュニケーションの不自由さを悩みとする人は私たちにとってより身近なものとなることでしょう．

　コミュニケーションに障害がある人がいても，その人が理不尽な立場におかれることなく，一人ひとりがこの社会を構成する大切な一つの人格として尊重しあえる社会が求められています．そのためには，広く私たちが障害そのものを理解して，社会を整えていく必要があります．言葉が話せない，聞きとれない，文字が読めない，書けない，そんな人々にやさしい社会は，誰にとってもやさしく生

きやすい社会です．そのような社会づくりのささやかな一助になることを願って，八王子の言語聴覚士の仲間でこの本をつくりました．さまざまな場面でお役立ていただければ幸いです．

 2016年　初夏

八王子言語聴覚士ネットワーク代表
東川麻里

目次

第1章 コミュニケーション障害概論

1. 対人援助職におけるコミュニケーションの重要性 ... 2
2. コミュニケーションとは ... 4
3. 言葉が表出・理解されるまでの流れ（言葉の鎖） ... 8
4. それぞれの段階における障害について ... 12
5. 言語聴覚士とは ... 16
   Column「地域包括ケアシステム」 ... 19

第2章 難聴

1. 難聴とは ... 22
2. 聞こえの仕組み ... 24
3. 伝音性難聴と感音性難聴 ... 26
4. 発症時期による分類と特徴 ... 28
5. 難聴の症状とその影響 ... 32
6. 難聴の評価 ... 36
7. 聴覚補償（補聴器と人工内耳について） ... 41
8. 難聴と社会福祉について ... 44
9. 難聴がある人とのコミュニケーションのコツ ... 46
10. 事例（加齢性難聴） ... 49

第3章 構音障害

1. 構音障害とは ... 54
   Column「摂食・嚥下障害とは」 ... 57
2. 運動障害性構音障害の原因と分類 ... 59
   Column「音声障害とは」 ... 60
   Column「吃音とは」 ... 62
3. 構音障害の影響 ... 63
4. 構音障害がある人とのコミュニケーションのコツ ... 65
5. コミュニケーションを助ける道具 ... 70
6. 構音障害の評価 ... 72
7. 構音障害のリハビリテーション ... 75
8. 事例（構音障害） ... 78
   Column「喉頭摘出者の代替発声」 ... 83

第4章 失語症

1. 失語症とは ……………………………………………… 86
2. 失語症の症状 …………………………………………… 90
3. 失語症のタイプ ………………………………………… 103
4. 失語症がある人とのコミュニケーションのコツ …… 106
   Column「ひらがなよりも漢字のほうが簡単なの?」… 115
5. コミュニケーションを助ける道具 …………………… 116
6. 失語症とともに生きる ………………………………… 121
7. 失語症の評価 …………………………………………… 124
8. 失語症のリハビリテーション ………………………… 127
9. 事例(失語症) ………………………………………… 132

第5章 高次脳機能障害と認知症

1. 高次脳機能障害とは …………………………………… 140
   Column「厚生労働省による高次脳機能障害の定義について」… 146
2. 高次脳機能障害の評価 ………………………………… 147
3. 高次脳機能障害のリハビリテーション ……………… 150
4. 高次脳機能障害がある人とのコミュニケーションのコツ … 152
   Column「社会資源を利用する」………………………… 156
5. 事例(高次脳機能障害) ……………………………… 157
6. 認知症とは ……………………………………………… 160
7. 認知症の症状 …………………………………………… 161
8. 認知症を引き起こす病態と特徴 ……………………… 163
9. 認知症の評価 …………………………………………… 166
10. 認知症のリハビリテーション ………………………… 169
    Column「認知症の薬」…………………………………… 170
11. 認知症がある人とのコミュニケーションのコツ …… 171
12. 事例(認知症) ………………………………………… 175

第6章 子どもの言語発達障害

1. 言語発達障害とは ……………………………………… 178
2. 言語発達障害の原因 …………………………………… 184
3. 言語発達障害の検査 …………………………………… 197
4. 指導・支援とコミュニケーションのコツ …………… 199
5. コミュニケーションを助ける道具 …………………… 202
6. 事例(発達性ディスレクシア) ……………………… 205

付録 拡大・代替コミュニケーション(AAC)の考え方 210

第1章 コミュニケーション障害概論

はじめに

1. 対人援助職におけるコミュニケーションの重要性

　対人援助職とは，医療・介護・教育・保育・福祉など，さまざまな場面で人を支援する職業のことをいいます．なお，支援を受ける人を「当事者」と呼ぶことにします．

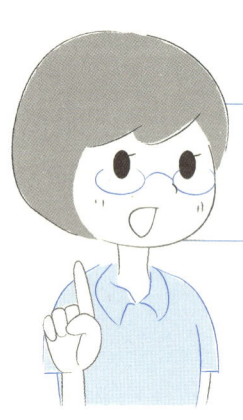

ポイント！

1．対人援助職とは
2．コミュニケーションの障害のついて

豊富な対人援助の場面

　近年，病院においては当事者（患者）を中心に，さまざまな職種から構成されたチームで治療やリハビリテーションを行っていくというのが当然の考え方となっています．同様に学校などの教育の現場で，また施設などの福祉の現場で，当事者を中心としたチームアプローチの重要性を考えていくならば，対人援助に携わる人の数は多く，その場面はとても豊富であることに気がつきます．

コミュニケーションの障害について知ること

　対人援助職につくと，その誰もが当事者ときちんとコミュニケーションをとることが必要となります．つまり，当事者の情況を深く理解し，提供できる専門的サービスの内容をきちんと伝えることができなければ，適切

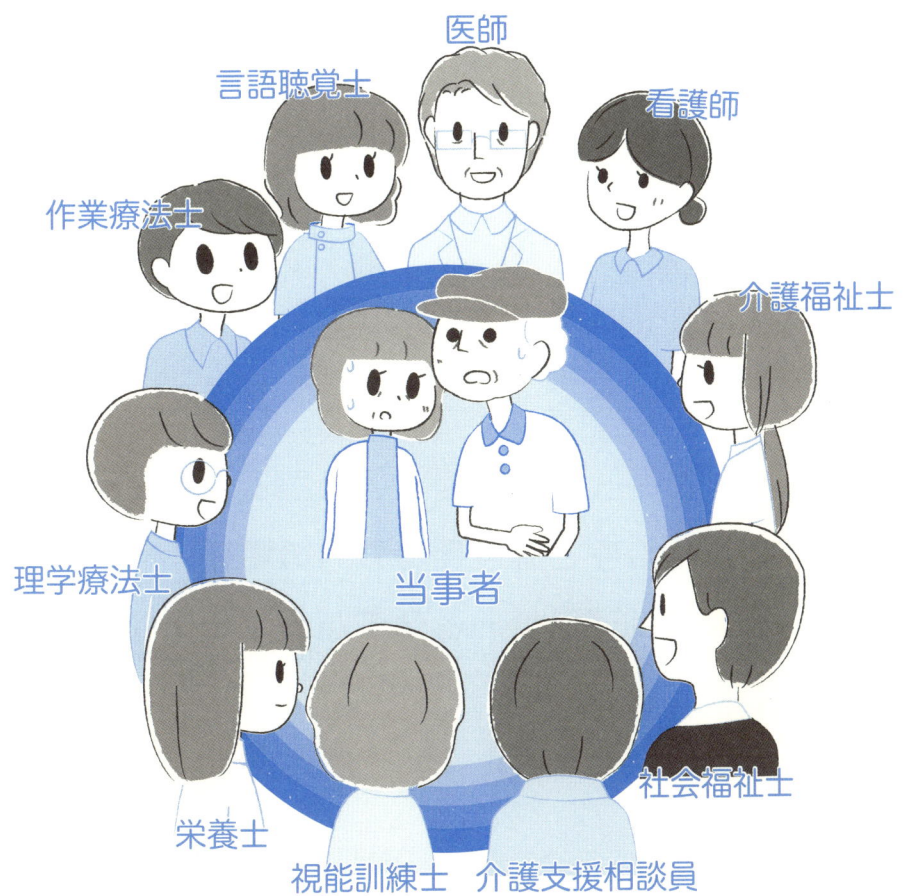

病院におけるチームアプローチ
患者と家族を中心として，さまざまな専門職がチームを構成して関わります

な支援を行うことができないからです．そして，支援を必要としている人の中にはコミュニケーションに障害がある場合が少なくありません．コミュニケーションの障害には，どのようなものがあるのか，それぞれの障害にはどのように対応したらよいのか，本書ではそれらをできるだけわかりやすく解説いたします．

　プロフェッショナルとして対人援助に携わっている人のみならず，対人援助職を目指す学生，当事者の家族やボランティア活動などに興味のある人，広くコミュニケーションに興味のある人も，ぜひ参考にしてください．

改めて考えてみましょう

2. コミュニケーションとは

そもそもコミュニケーションとは，どのようなものでしょう．対人援助職にある人やそのほかの人も，コミュニケーションをどのようなものと考え，当事者と関わっていくことが大切でしょうか．

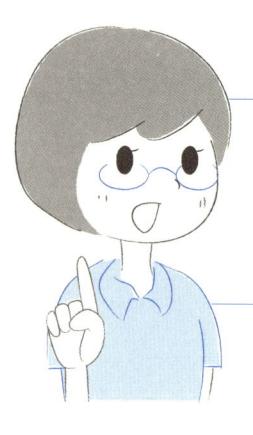

ポイント！

1．コミュニケーションはコムニカチオ
2．話し手と聞き手の双方の責任
3．バリアフリーとユニバーサルデザイン

 **コミュニケーションとは**

「コミュニケーション（communication）」という言葉は，国語辞典の中にも「コミュニケーション」と記載されている外来語です．一般的な辞典の中では従来，コミュニケーションを「知覚・感情・思考の伝達」というように，「（一方向性の）伝達」を意味すると記載されてきましたが，近年ではコミュニケーションには「意思の疎通，心の通い合い」という双方向性の伝達の意味を含むことが強調される傾向にあります．

そもそも，「コミュニケーション」の語源はラテン語のコムニカチオ（communicatio）であり，「分かち合うこと，共有すること」を意味する言葉です．本書の中では，コミュニケーションを「複数の人々の間で，感情や意志，情報などを分かち合うこと，共有すること」と定義し，情報の発信者と受信者相互の心が通い合うことをその目的として位置づけたいと思います．

話し手と聞き手の双方の協力が必要

　コミュニケーションの成立には，話し手と聞き手の双方の協力が必要です．話し手は，聞き手が理解しやすいように配慮して発信をしなくてはいけませんし，聞き手も話し手の意図を十分に汲みとる構えをつくらなければなりません．

　コミュニケーションの相手はさまざまです．相手に話すことや聞くことに支障がある場合，コミュニケーションが成立しない責任を相手に押し付けてよいものではありません．ハンディキャップを負ったコミュニケーション障害がある人よりも，むしろ障害がない側の人にこそコミュニケーションを成立させる術を積極的に講じる責任があるのです．

コミュニケーションのバリアフリー化とユニバーサルデザイン

　バリアフリーとユニバーサルデザイン，これらの言葉を目にする機会が多くなりました．バリアフリーとは，障害者や高齢者などのハンディキャップを負った人々のために，物理的・心理的な障壁を取り払って，生活しやすい環境をつくっていくということを意味しています．つまり，障害があっても暮らしやすい街づくりを進めること，例えば車いすでも移動

4つの障壁（バリア）

　国は障害者を取り巻く4つの障壁（バリア）を指摘し，これらを除去し，バリアフリー社会の実現を目標として掲げています
　①物理的な障壁【例：交通機関や建築物における段差や階段】
　②制度的な障壁【例：資格制度における欠格条項】
　③文化・情報面の障壁【例：音声案内，字幕放送，点字や手話通訳の欠如】
　④意識上の障壁（心の壁）【例：心ない言葉や視線】

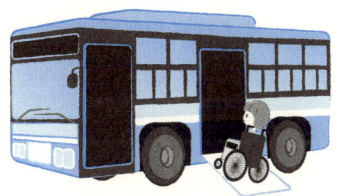
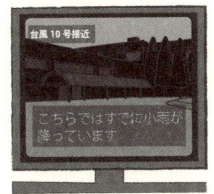

ユニバーサルデザインの7原則 （文献2）より改変引用）

ロン・メイスが提唱し，アメリカの建築家らによりまとめられたユニバーサルデザインの原則（1995年）
①公平で実用性があり，誰にでも役に立つ
②柔軟性があり，個人の好みや能力に対応
③使い方が容易にわかる
④使う人に必要な情報を提供する
⑤事故や間違いで生じる危険が少ない
⑥少ない労力で効率的に使える
⑦利用しやすい大きさと空間をもつ

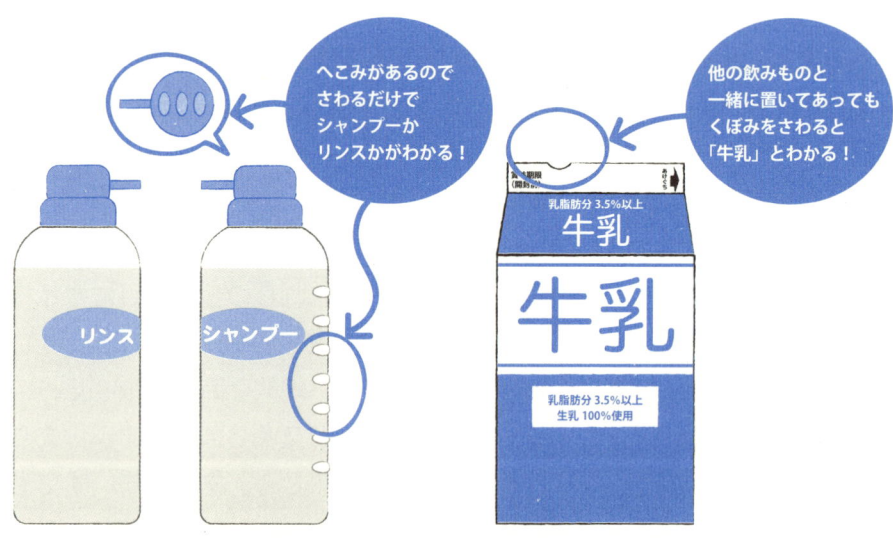

身近なユニバーサルデザインの例

しやすいように建物や道路の段差をなくすことなどが思いあたるでしょう．コミュニケーションのバリアフリー化では，聞こえに支障があっても情報を受けとれるようにテレビ画面に手話や文字を提示する，といった例があげられます．

　ユニバーサルデザインとは，バリアフリーをさらに一歩進めた考え方です．年齢や能力にかかわらず，すべての人に使いやすいよう配慮されたモノづくりを目指す考え方であり，モノだけでなく，施設や街づくりにもこの考え方をあてはめた環境デザインのことです．バリアフリーとの違いは，現存する障壁を取り除くのではなく，最初から障壁をつくらないという発想です．

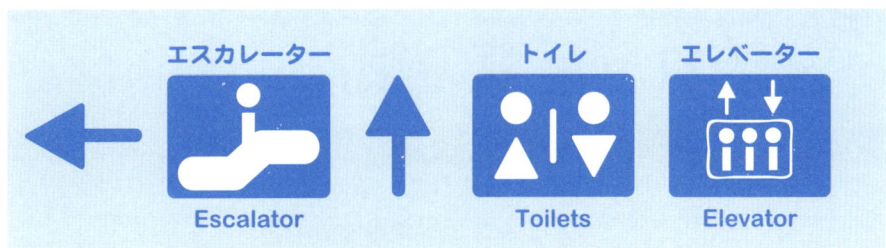

街中の大きな文字やシンボルマークの例

　例えば，街中の大きな文字やシンボルマークなどの表示は，子どもから高齢者まですべての人にわかりやすく，その国の言葉になれない外国人，そして言葉に障害がある人にとっても非常に理解しやすいです．コミュニケーションのバリアフリー化・ユニバーサルデザインを進めていくには，まずは，一般市民の心の中のバリアフリー化・ユニバーサルデザインが大切です．

【文　献】
1) 総理府障害者対策本部：障害者対策に関する新長期計画－全員参加の社会づくりをめざして．1993（http://www.ipss.go.jp/publication/j/shiryou/no.13/data/shiryou/syakaifukushi/462.pdf）2015年1月15日閲覧
2) ユニバーサル・デザインの原則（The Principles of Universal Design）．1995（http://www.nise.go.jp/research/kogaku/hiro/uni_design/uni_design.html）2015年1月15日閲覧

言葉の鎖ってなに？

3. 言葉が表出・理解されるまでの流れ（言葉の鎖）

コミュニケーションの障害について詳しくお話しする前に，私たちの当たり前の会話には，どのような段階が含まれているのか，「言葉の鎖（スピーチ・チェーン）」という有名な図を簡略化したものを用いてお話ししましょう．

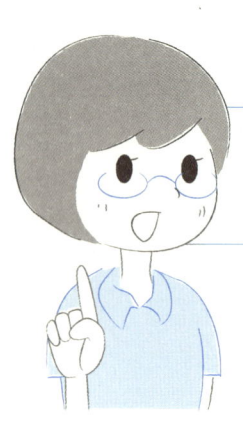

ポイント！

1．言葉の鎖
2．会話に含まれるさまざまな段階

 言葉の鎖

Aさん：「花粉症ですか？」
Bさん：「違いますよ．今朝，餃子を食べてきたから」

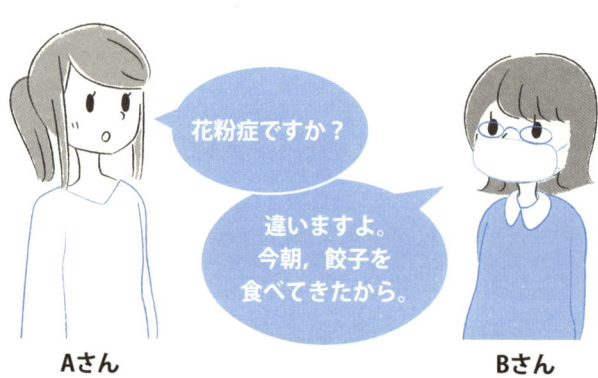

この二人の会話を例に，私たちの会話に含まれるさまざまな段階をみていきましょう．

3. 言葉が表出・理解されるまでの流れ（言葉の鎖）

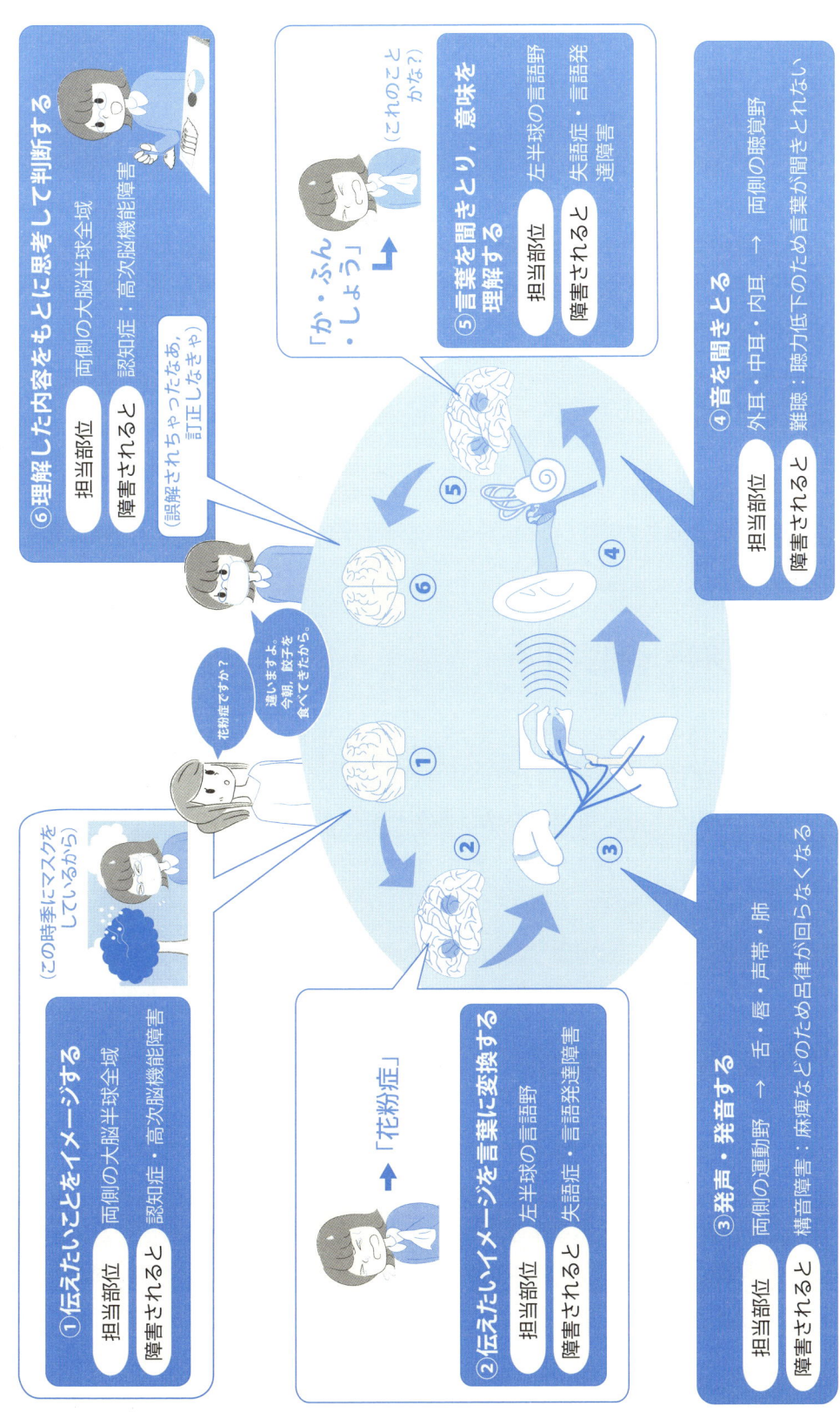

言葉の鎖（スピーチ・チェーン）

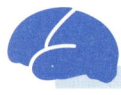 ## ①伝えたいことをイメージする

　前頁の①の絵はAさんの大脳です．Aさんは，マスクをしているBさんをみて，Bさんがこの季節のあの辛い症状に苦しんでいるのではないか，と考えました．人は，大脳の広い範囲を使って「思い出したり」「考えたり」「判断したり」する作業を行っています．

 ## ②伝えたいイメージを言葉に変換する

　大脳の言語野といわれている場所を示しています．ここでは，鼻をむずむずさせるあの症状（イメージ）を「花粉症」という言葉に変換します．

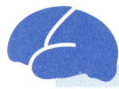 ## ③発声・発音する

　大脳の別の部位（運動野）では，「か・ふん・しょう」という言葉を音声として口元で発声・発音させるために，さまざまな器官にうまく動かせるよう指令を出します．指令は電気信号であり，神経によって伝わります．指令を受けた，肺や声帯，唇や舌が適切なタイミングで運動することによって，Aさんは「花粉症ですか？」という言葉を口にすることができます．

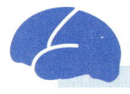 ## ④音を聞き取る

　Aさんの言葉は，音として振動する空気の波（音波）となります．その波がBさんの耳に届いてきます．Bさんの耳の鼓膜が振動して，その振動は内耳にある聴神経に届き，電気信号に変換されて神経を伝わり，大脳の聴覚野に届きます．そこでは，「か・ふん・しょう」という一塊の「音」を聞き取ります．

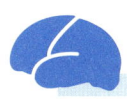
⑤聞き取った言葉の意味を理解する

　聴覚野で聞き取った「か・ふん・しょう」という一塊の「音」は，言語野で「花粉症」というこの季節のあの症状を指す言葉として理解されます．

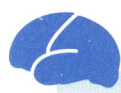
⑥理解した内容をもとに思考して判断する

　Bさんは，理解した言葉の内容をもとに，Aさんに自分が花粉症と誤解されたのだ，と判断することができました．

　Bさんは次に，表出する側となります．自分がマスクをしているのは花粉症のためではなく，朝食にニンニクが入ったおいしい物を食べてきたので，口臭を気にしているのだということをAさんに伝えようと思います．

　このように，言葉は鎖のように話し手から受け手へと，次々につながっていくのです．この鎖のどの部分が切れてもコミュニケーションには支障が生じることになります．

さまざまなコミュニケーションの障害

4. それぞれの段階における障害について

「言葉の鎖」の中で，言葉が表出・理解されるには，いくつかの段階があることを説明してきました．コミュニケーションの障害は，いずれの段階でも生じる可能性があり，どの段階が障害されるかによって，コミュニケーション障害の性格も異なります．それぞれの段階におけるコミュニケーション障害について整理しましょう．

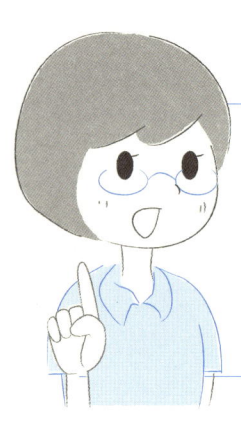

ポイント！

1. 思考・判断の段階（障害）
2. 言語の段階（障害）
3. 発音の段階（障害）
4. 聴覚の段階（障害）

思考・判断の段階（障害）

　自ら考えること，また取り入れられた情報や経験，知識をもとに，さまざまな事柄を考えて判断する段階です．これには，人の左右大脳の広い範囲が関わっていますが，特に前頭葉が重要な役割を果たしていることがわかっています．「言葉の鎖（スピーチ・チェーン）」の図中では，①と⑥がこの段階に該当します（p9 参照）．
　多くの脳細胞が変性してしまう認知症や，交通事故などで脳に広くびまん的な損傷があった場合に生じる高次脳機能障害では，思考や判断そのものが困難となる症状が生じます．

言語の段階（障害）

　思い浮かべたイメージを言葉に変換したり，聞いたり読んだりした言葉

の意味を理解する段階です．左側の大脳にある言語野といわれている場所で行われています．「言葉の鎖（スピーチ・チェーン）」の図中では，②と⑤がこの段階に該当します（p9 参照）．

　脳卒中などによって，この部分が損傷されると失語症という言語の障害が生じます．失語症は，話したり聞いたりすることが困難になるだけでなく，読み書きも困難になる言語の障害です．その症状は，十分にその国の言語に馴染んでいない外国人のコミュニケーションに例えられます．言語を用いたコミュニケーションは拙いですが，思考して物事を判断することには支障はありません．これに対して言語発達障害は，先天的な障害で病気などの後遺症ではなく，生まれながら言語の発達が遅れるものであり，失語症とは異なります．

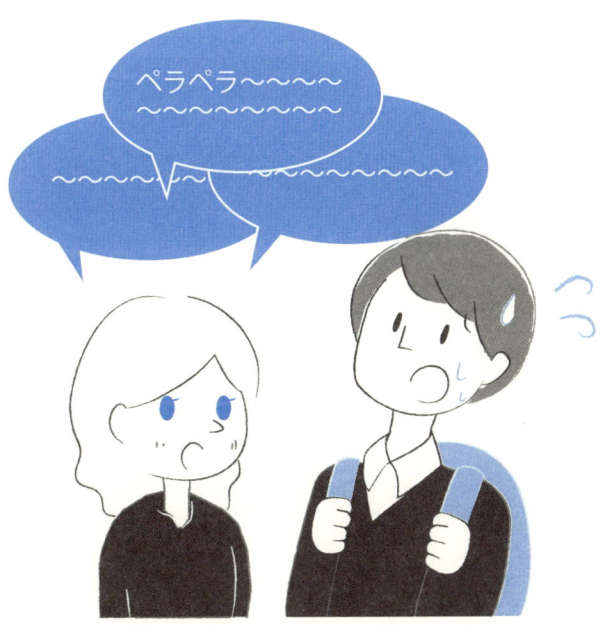

外国語で話しかけられて困っている

 ## 発声・発音の段階（障害）

　左右の大脳にある運動野といわれる場所から脳神経が走りはじめて，延髄などにある脳神経核に至り，そこから情報は末梢神経に受け継がれて，肺や声帯，舌や唇などの筋肉に話すための指令を伝えます．「言葉の鎖（スピーチ・チェーン）」の図中では，③がこの段階に該当します（p9 参照）．

麻痺などによって，これら一連の指令系統に支障が生じると，発声や発音が正確に行えず，不明瞭な発話となります．このような症状の原因として，脳卒中や神経の病気などがあります．

また，この段階の障害には腫瘍や切除などによって発声や発音のための器官そのものが損なわれる場合や，発音の際に誤った運動を習慣化してしまうことによる障害も含まれます．

この発音の障害を構音障害と呼びます．構音障害は言語の障害とは異なり，読み書きまで困難になることはありません．

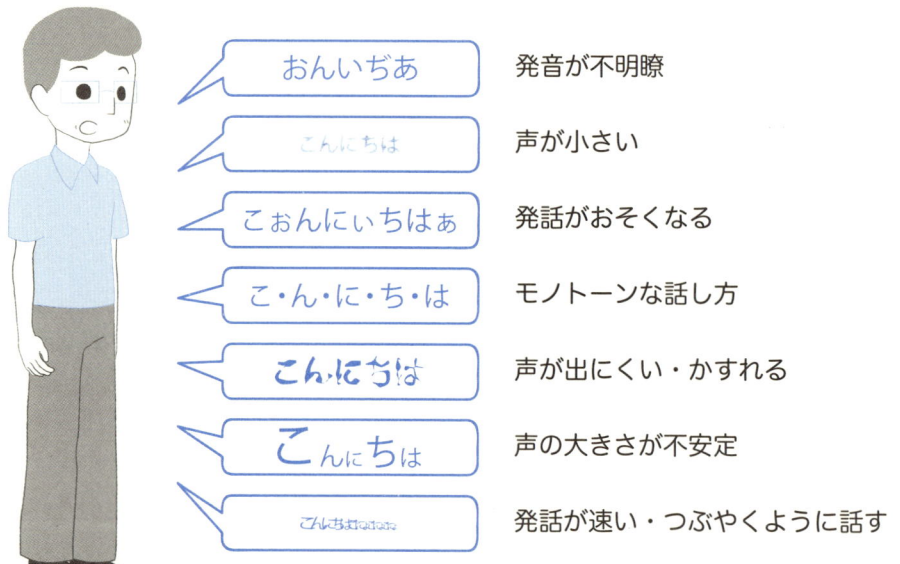

発声・発音の障害

 聴覚の段階（障害）

物理的な空気の振動である音は，外耳から鼓膜，中耳を経て内耳に伝わります．内耳には有毛細胞があり，振動として伝わってきた音が電気信号に変換されて，聴神経を経て左右の大脳にある聴覚野に伝わります．さまざまな音や人々の声が聞こえる，という段階です．「言葉の鎖（スピーチ・チェーン）」の図中では④に該当します（p9参照）．

外耳から中耳までは，音の振動を効率よく伝えていく仕組みがあり，この部分に問題があって生じる障害を，伝音性難聴といいます．中耳炎や鼓

膜が破れて聞こえが悪くなるなどは，この例です．
　内耳から先の障害は感音性難聴と呼びます．加齢性（老人性）難聴もその一つであり，高い周波数の音から聞こえが悪くなることが特徴です．

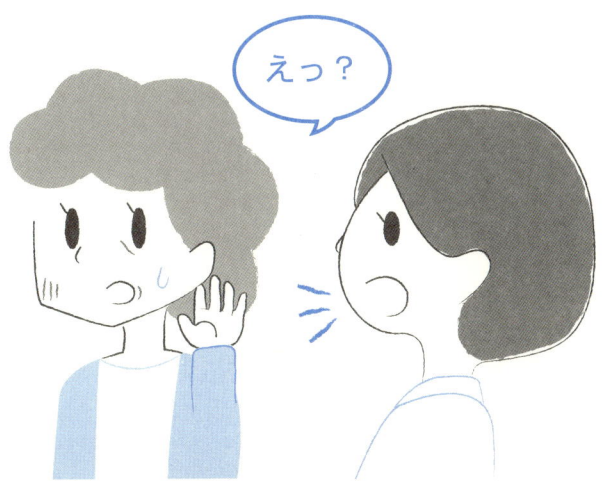

言葉の聞きとりが難しい

コミュニケーションの専門家

5. 言語聴覚士とは

　言語聴覚士（ST：Speech-Language-Hearing Therapist）は，1997年に制定された言語聴覚士法に基づく国家資格です．医療施設，介護施設，保健施設，福祉施設，教育機関などで，コミュニケーションの専門家として活躍しています．

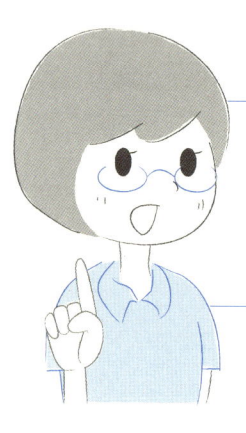

ポイント！

1．コミュニケーション障害の専門家
2．摂食・嚥下障害にも対応
3．言語聴覚士の仕事

 **コミュニケーション障害の専門家**

　「言葉の鎖（スピーチ・チェーン）」を用いて，コミュニケーション障害について概説してきました（p9参照）．思考・判断，言語，発声・発音，聴覚，どの段階における障害においても，子どもから高齢者まで，言語聴覚士はコミュニケーション障害の専門家として，さまざまな支援を行います．

　声を出さず，話をしない当事者の人がいるとしましょう．なぜ，その人が話をしないのか，できないのか，こちらの話は理解しているのか，どのような代償手段を用いることができるのか，コミュニケーションのどの段階に問題が生じているのかなどを見極め，その症状を調べて，訓練を行い，その人に具体的なコミュニケーション方法を提案する専門家が言語聴覚士なのです．

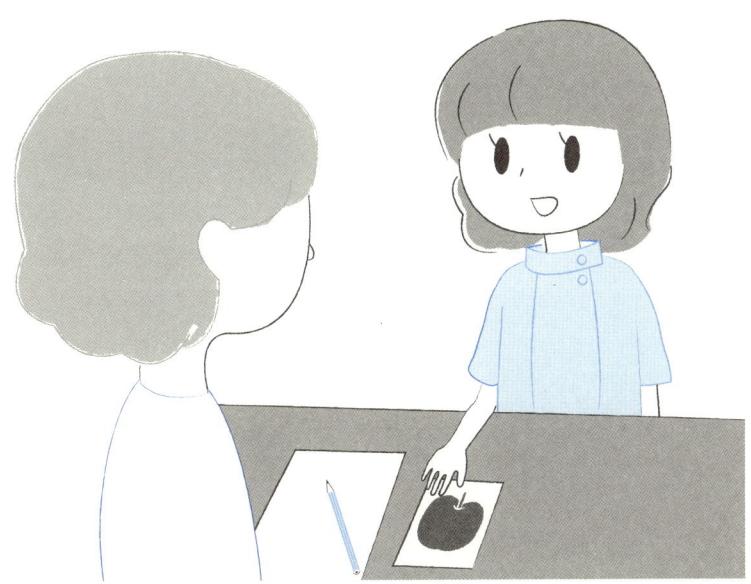

言語訓練

 摂食・嚥下障害にも対応

　食べる機能のことを,「摂食・嚥下機能」といいます．摂食・嚥下障害とは，食べ物を口に取り込んで，飲み込むことの障害を指します．

　言語聴覚士は，唇や舌，喉の動きに詳しく，摂食・嚥下機能についても専門的教育を受けています．加齢や脳卒中など病気に伴って，摂食・嚥下障害が生じて困っている人が多いので，近年では，言語聴覚士は摂食・嚥下障害に対応する機会がとても増えています．

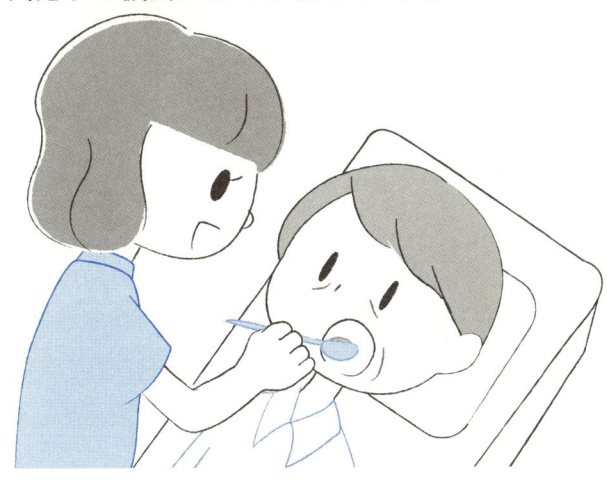

摂食・嚥下訓練

 言語聴覚士の仕事

　言語聴覚士は，コミュニケーション障害の原因や発現の機序を明確にして，適切な対処方法を見出すために，必要な検査や評価を行います．そして，それらに基づいて訓練や指導，さまざまな支援を行います．

　病院などの医療施設，介護施設，保健施設，老人ホームなどの福祉施設，学校などの教育機関，いずれの場面でも当事者を取り巻く仕事は，常にチームで行います．言語聴覚士は，他のさまざまな職種と連携して当事者のコミュニケーション障害に対応していきます．

　また，言語聴覚士には一つの施設のチーム内にとどまらず，コミュニケーション障害に関する市民講座などを開催して，その地域のコミュニケーションに障害がある当事者の人が少しでも生活しやすくなるように，地域に向けて啓発活動を行う役割もあります．

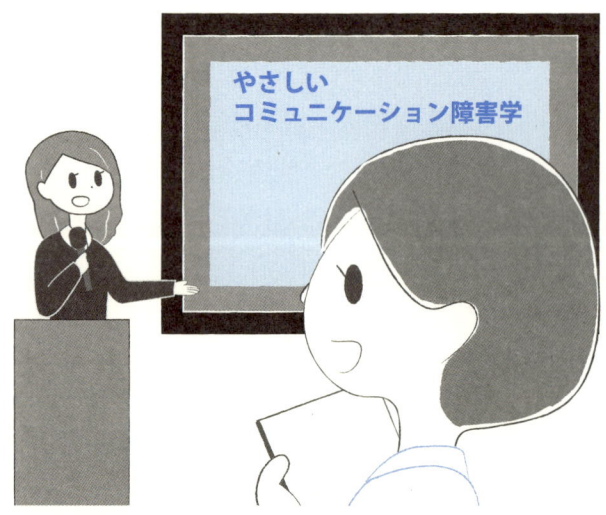

市民講座開催の場面

　つまり，言語聴覚士は当事者のコミュニケーション障害に直接対応するだけでなく，チーム内で当事者とのコミュニケーション方法を提案し，さらにコミュニケーションに障害があっても，住みやすい地域（コミュニケーションのバリアフリー社会）をつくっていく，「コミュニケーションの専門家」なのです．

Column　地域包括ケアシステム

　日本の高齢化はかつてない速さで進んでいます．65歳以上の高齢者人口は3,000万人を超え，人口の4人に1人が高齢者です（2015年現在）．団塊の世代が75歳を迎える2025年以降，医療や介護の需要は，さらに高まることが予想されます．

　そのため，厚生労働省では2025年を目処に，概ね中学校区を一つの単位として，住まい，医療，介護，予防，生活支援が一体的に提供される地域包括ケアシステムの構築を進めています．たとえ重い障害があっても，入院や施設入所をしなくとも，誰もが住み慣れた地域で，尊厳をもってその人なりに最期まで暮らしていけるように，さまざまな支援体制を整えていこうというものです．その方針に従って，日本全国の各市町村では地域包括支援センターなどを中核にその体制作りを進めています．

　いうまでもなく，支援は身体的障害だけを対象にするのではなく，コミュニケーション障害に対しても必要です．普通の暮らしを続けていこうとする上で生じる具体的な困難を一つずつ解消していくことや，障害があっても，支援を受けて外出して，地域のサークルなどへ参加する機会をもつことの重要性が提唱されています．

　住み慣れた地域で，その人らしい生き方をしていくために，コミュニケーションの障害がある人にも，その特性に応じた支援プランが立てられます．介護保険の認定を受けている人には個別のケアプランがつくられます．認定を受けていない人には加齢とともに低下しやすい記憶などの認知機能低下に関する予防プランが提示されることがあります．

　さまざまな支援プランの内容については，基本的には本人が選んで決めますが，本人が選ぶのが難しい場合は，その人をよく知っている人たちが話し合って決めることになります．本人の意思決定と選択のためのよりわかりやすい情報提供・提示と，意思表出のための支援は地域包括ケアシステムを支える重要な要素です．

　コミュニケーションの障害の知識や，支援する方法が町の至るところで定着すれば，障害がある人だけでなく，外国人や子どもなど，多くの人にとっても暮らしやすい町になるのではないでしょうか．

【文　献】
1）Denes PB, et al：The Speech Chain. The Physics and Biology of Spoken Language. Bell Telephone Laboratories, New York, 1963

第2章

難聴

聞こえにくい

1. 難聴とは

私たちは，耳から入ってくる音を聞いてその場の状況を判断し，言葉の意味を理解してコミュニケーションをとっています．聞こえにくくなることをイメージしてみてください．難聴の不自由さをイメージできますか？

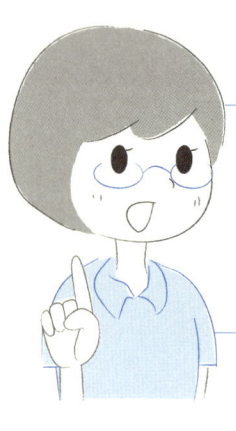

ポイント！

1. 「聞こえにくい」とはどんなことか，イメージしてみましょう
2. 加齢性の難聴は，身近だが気づきにくいものです

 難聴とは

　　生まれつきの難聴は，1,000人に1〜2人いるといわれています．そして，高齢になり聴力低下が起こる加齢性の難聴は，誰にでも起こりうる難聴です．
　　聞こえにくさに関する用語として，「難聴」「聴覚障害」「聴力障害」「聾(ろう)」などが使われています．この中で，重度の難聴を「聾」といいます．ここでは，「難聴」という用語を用います．
　　難聴による問題の現れ方は，発症時期や発見時期，聴力の程度や型，障害部位，発見後の治療やリハビリテーション・療育・教育，文化などによって異なります．
　　言語聴覚士は，聞こえの評価から補聴器の選択と装用指導，療育，福祉制度の紹介など，さまざまな支援を行います．
　　難聴が疑われる高齢の人には，聞こえのチェックリストをつけてもらいましょう．自分の聴力低下には，意外と気がつかないものです．チェックのついた項目が多い場合には，耳鼻科を受診することをお勧めします．

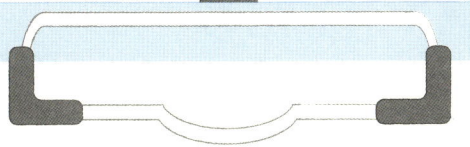

難聴チェックリスト

☐ 1．会話をしている時に聞き返すことがよくある

☐ 2．聞き間違いが多い

☐ 3．見えないところからの音に気づきにくい

☐ 4．話し声が大きいといわれる

☐ 5．集会や会議など数人の会話でうまく聞きとれない

☐ 6．電子レンジやドアのチャイムが聞こえにくい

☐ 7．相手のいったことを推測で判断することがある

☐ 8．大きくうるさい音のする場所で過ごすことが多い

☐ 9．家族にテレビの音量が大きいといわれる

☐10．検査などで生活習慣病の指摘を受けたことがある

聞こえのチェックリスト

音はどうして聞こえるの？

2. 聞こえの仕組み

　耳から入った音が脳で「聞こえた」とわかるまでに通る経路を聴覚伝導路といいます．この伝導路のどこが障害されても難聴となる可能性があり，障害される部分によって症状は異なります．

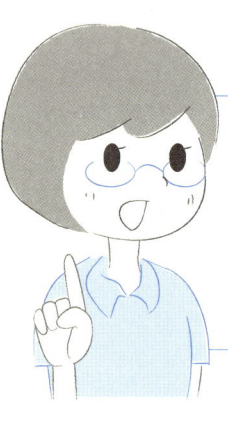

ポイント！

1．聴覚伝導路には「伝音系」と「感音系」がある
2．伝音系は音を集めて大きくする
3．感音系は音を分析して電気信号に変換する

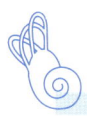 **耳の構造と聴覚伝導路**

　私たちの耳は，音を集めて送る外耳，音を強める中耳，音を分析して脳に送る内耳，の3つの構造から成り立っています．聴覚伝導路は，外耳と中耳の「伝音系」と内耳から脳に至る「感音系」の2つの仕組みから構成されています．以下に，聴覚伝導路について説明します．
①外耳：外からみえる部分である耳介，耳掃除をする部分の外耳道から成り立っています．音を集め，共鳴させる働きがあります．
②中耳：外耳道のつきあたりには鼓膜という薄い膜があり，鼓膜の奥には空気で満たされた鼓室という部屋があります．その鼓室の中に耳小骨という小さな骨が3つつながっており，一方は鼓膜と接し，他方は内耳とつながっています．この耳小骨の動き方や，鼓膜や内耳と接する部分の面積比の違いによって，外耳から送られてきた音を最大限に増幅して，内耳に伝える働きをしています．
③内耳：音を感じとる蝸牛と身体のバランス感覚をつかさどる半規管，および前庭から成り立っています．カタツムリのような形をした蝸牛の中

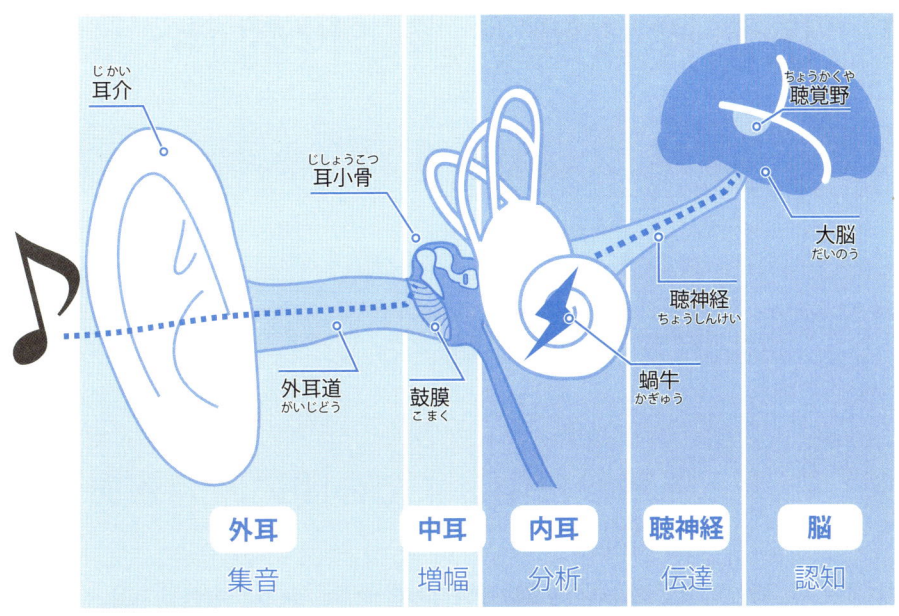

耳の構造と聴覚伝導路

は，リンパ液という液体で満たされています．蝸牛の中には，感覚細胞である有毛細胞が並んでおり，この部分が興奮することで神経伝達物質が放出されます．ここでは音の高さや大きさが分析されて，音を振動から電気信号へと変換する働きがあります．

④聴神経：内耳と脳をつなげる神経です．内耳で変換された電気信号を脳へ届ける電線のような働きをします．

⑤脳：大脳皮質聴覚野に電気信号が届いてはじめて「聞こえた」という感覚が生じ，聞こえた音が何の音（風の音，電話の呼び出し音など）なのか，また言葉として認知して，その意味を理解します．

難聴にはどんな種類があるの？

3. 伝音性難聴と感音性難聴

聴覚伝導路の「伝音系」と「感音系」，どちらのどの部分に問題が生じるかによって難聴の種類や特徴が変わります．

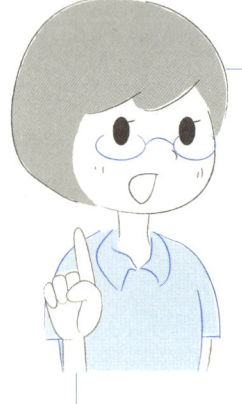

ポイント！

1. 外耳から中耳までの間に原因がある伝音性難聴
2. 伝音性難聴では聞こえる音が小さくなる
3. 内耳から聴神経，脳までの間に原因がある感音性難聴
4. 感音性難聴では音の大きさだけでなく音の質も低下する

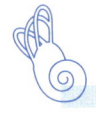 伝音性難聴

　外耳から中耳にかけての伝音系の障害で起こる難聴です．この障害は，伝わる音の強さが物理的に弱くなってしまうことで生じる難聴なので，聞こえる音は小さくなりますが音の質は変わりません．聞こえる音を大きくすればよく聞こえるようになるので，治療の手段も多く，補聴器の装用効果もあります．
　原因となる疾患には，外耳の疾患として外耳道閉鎖症，中耳の疾患として急性中耳炎，慢性中耳炎，滲出性中耳炎，真珠腫性中耳炎，耳硬化症，耳小骨奇形，鼓膜の損傷などがあります．

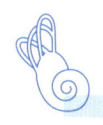

感音性難聴

　内耳や聴神経といった感音系の障害で起こる難聴です．加齢性難聴，いわゆる老人性難聴はこのタイプです．また長時間，騒音にさらされることによって生じることもあります．感音性難聴では，単に音が小さく聞こえるだけでなく，音がゆがむなど音の質も低下します．治療による聴力の改善は困難な場合が少なくありません．また，小さい音は聞こえないのに，音を大きくすると響いて，うるさく聞こえる，物音は聞こえるのに言葉がはっきりと聞きとれない，などの特徴があります．補聴器の効果はありますが，単に音を大きくするだけでは快適に聞くことができないので，補聴器相談医や言語聴覚士などの専門家に装用指導を求めるのがよいでしょう．

　感音性難聴には，その原因によってウィルス性難聴，突発性難聴，薬物性難聴，遺伝性難聴，加齢性難聴などに分類されます．メニエール病もこれに含まれます．

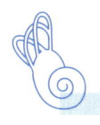

混合性難聴

　伝音系と感音系の双方に障害があり，伝音性難聴と感音性難聴が合併した難聴です．

　治療の可能性や聴力の程度などは，原因となる疾患により異なります．

　子どもと高齢者は，中耳炎の罹患率が高いといわれています．感音性難聴があり，さらに中耳炎に罹患することでよりいっそう聞こえが悪くなっている場合もあります．耳鼻咽喉科を受診し，中耳炎がないかどうか確認し，中耳炎にかかっている場合は，治療をすることが大切です．

発症時期によって起こる問題はさまざま

4. 発症時期による分類と特徴

難聴は聞こえが悪くなった時期によって,その症状や抱える問題が異なります.

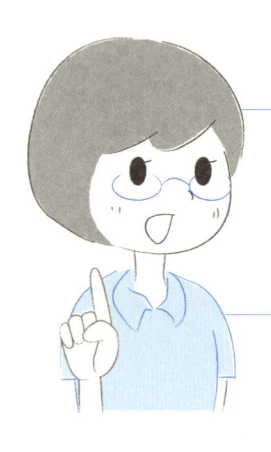

ポイント！

1. 先天性難聴は早期発見・早期介入が大切
2. 中途失聴は精神的な負担が大きい
3. 加齢性難聴は徐々に進行する

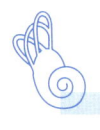

先天性難聴（言語獲得前に発症する）

　生まれた時,あるいは胎生期から難聴がある状態を先天性難聴といいます.1,000人に1人か2人の発症率といわれています.その原因で一番多いのは,難聴遺伝子によることが,最近明らかになってきていますが,胎生期の母体の感染（風疹,サイトメガロウィルスなど）や,周産期異常（低出生体重児,新生児仮死,黄疸）なども原因にあげられます.
　人は生まれた時から日常的にさまざまな環境音や人の音声を知覚し,その音の意味を知り,周囲の状況を把握します.赤ちゃんは,お母さんのやさしい声を聞いて泣き止んで穏やかな表情になったり,また怒った声には動きを止めたりします.お母さんが赤ちゃんにさまざまな声の調子で話しかけることによって,赤ちゃんは情動的なコミュニケーションを身に付けていきます.さらに繰り返される音声により,言葉の意味を理解し,使用できるようになります.

先天性難聴のハイリスク因子 (文献1)より引用)

1	家族歴
2	経母胎児感染（風疹，ウィルス感染）
3	顔面・耳領域の奇形
4	低出生体重児（1,500 g以下）
5	高ビリルビン値（黄疸）
6	細菌性髄膜炎
7	新生児仮死
8	耳毒性薬物投与
9	人工換気
10	症候群の難聴の特徴

　先天性難聴の最も大きな特徴は，それらの「聞こえる経験」から遠ざけられてしまうことにあるといえます．「聞こえない」ことに気が付かれず，難聴の発見が遅れてしまうと，「話しかけても喜ばない，無視する」「人への関心が低く，視線が合わない」「言葉の理解ができず，しゃべらない」など，基本的なコミュニケーション態度や言語習得に問題が生じてしまいます．これを防ぐためには，早期に聴覚障害を発見し，専門的な対応を開始することが大切です．

　近年では，さまざまな検査の開発が進み，産科で新生児期に聴覚スクリーニング検査が行われるようになり，早期に支援を開始できることが増えてきました．また，デジタル補聴器や人工内耳などの補聴技術の進歩や，早期からの療育施設における専門的なコミュニケーションおよび言語発達促進の指導により，豊かな言語を獲得できる事例も増えています．

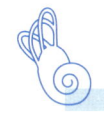

中途失聴

　原因，症状（伝音性・感音性，一側性・両側性），重症度，治療方法や予後もさまざまです．言語獲得期以降の失聴であれば，言語能力の問題は生じない一方で，強い精神的負荷がかかり，職場や学校，家庭などへの適応に困難を生じることもあります．

　現在の生活や立場，パーソナリティー，家族の状況など，その人のライフステージによって引き起こされる弊害は多岐にわたりますので，それぞ

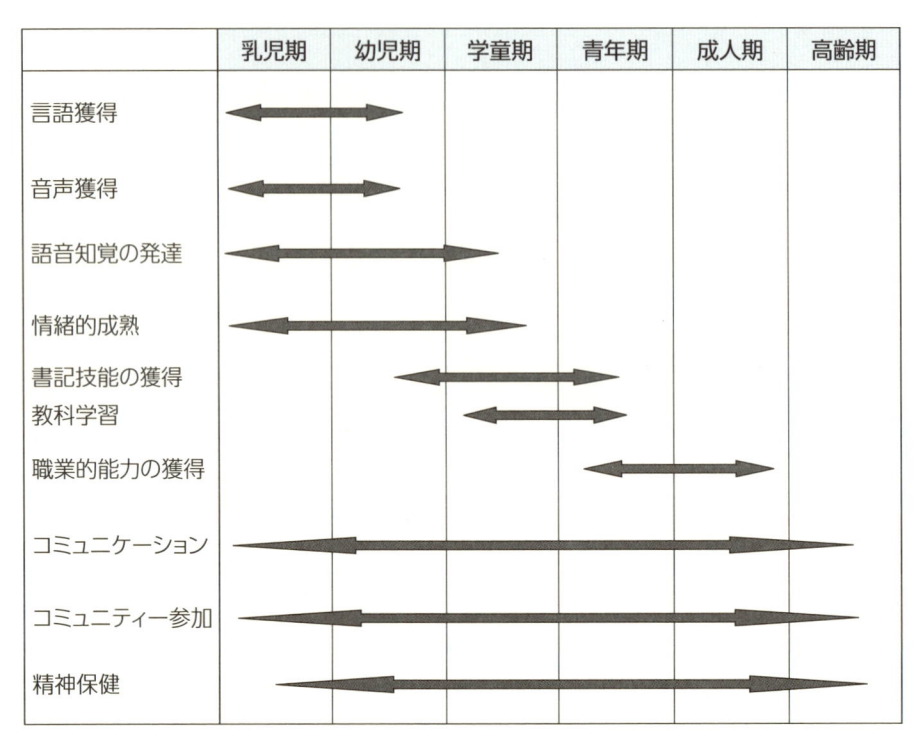

	乳児期	幼児期	学童期	青年期	成人期	高齢期
言語獲得	←――→					
音声獲得	←――→					
語音知覚の発達	←―――――→					
情緒的成熟	←―――――――→					
書記技能の獲得			←――→			
教科学習			←――→			
職業的能力の獲得				←――→		
コミュニケーション	←―――――――――――――――→					
コミュニティー参加	←―――――――――――――――→					
精神保健	←―――――――――――――――→					

ライフステージにおける聴覚障害の影響(文献2)より改変引用)

れのステージに対応するアプローチが必要となります．なお，高度難聴の場合は人工内耳の適応となることがあります．

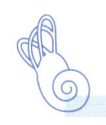

加齢性難聴（老人性難聴）

　加齢に伴って生じる聴力の低下です．聴覚伝導路全体の老化が原因といわれていますが，主には両側性の感音性難聴を呈します．徐々に聞こえが悪くなるため，本人の問題意識が低いことも特徴といえます．多くの場合は高い音から聞きとりが低下するため，電子レンジの「ピー」という電子音などが聞きとりにくくなり，聞き誤りや聞き返しが増え次第に会話への支障をきたすようになります．女性の高い声よりも，男性の低い声のほうが聞きとりやすいといった場合もあります．

　加齢性難聴は，特に「年のせい」で片付けられてしまい，適切な対処がされない危惧もあります．聞こえないことで人との交流が減り，社会への

関心が低下することは，認知機能の低下を引き起こす原因にもなりかねません．周囲が正しい知識と対応で支援をすることが大切です．適切に処方された補聴器を用いることで，コミュニケーションはもちろん表情も明るくなられることが多いようです．

【文　献】
1) Joint Committee on Infant Hearing（JCIH）：Joint Committee on Infant Hearing 1994 Position Statement. *Pe diatrics*　95：152-256, 1995
2) 廣田栄子：ライフステージにおける聴覚障害の影響．喜多村健（編）：言語聴覚士のための聴覚障害学．医歯薬出版，2002, p141

小さい音が聞こえないだけではない

5. 難聴の症状とその影響

　難聴の症状は，単に音が小さく聞こえるようになるだけではありません．難聴には，一体どのような症状があり，それによって生活の中ではどのような影響が出るのでしょうか．

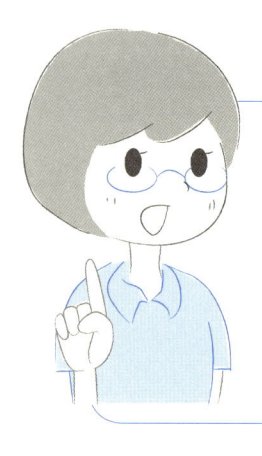

ポイント！

1. 母音よりも子音が聞きとりにくい
2. 大きな音は不快に感じる
3. 騒音のある場所だと，聞きとりがずっと悪くなる
4. 音がどこから聞こえるかわかりにくい

子音の聞き分けが難しい

　難聴の人にとって，「あ，い，う，え，お」の母音は，低い音の成分が多く，口の形もわかりやすいため聞き分けやすいです．それに対して，高い音の成分が多い子音（サ行やカ行など）の聞き分けは難しいことが多いです．例えば，「佐藤さん」→「sa to U san」の「S，T，S」の聞きとりが難しく，「aousan」→「あおうさん」や「Ya To U Sa n」→「野党さん」などと聞き誤ることがあるかもしれません．このように，難聴があると「なんとなく何をいっているのか推測がつくけれど，はっきりとはわからない」状態で聞いていることになります．それは，例えば歯を磨きながら話しをした時の発話に似ているかもしれません．すなわち，難聴の人は常にそのような話を聞いているのです．難聴の人は言葉そのものだけではなく，状況や文脈などさまざまなものを手がかりに理解しようとしており，非常に高い集中力が必要で，疲労を伴いやすいことも予想できます．

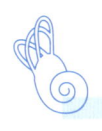

大きな音は不快に感じる

　私たちには快適に聞くことのできる音の大きさの範囲があります．感音性難聴の場合，この快適に聞こえる範囲が狭くなることがわかっています．これを「補充現象」と呼びます．小さい音は聞こえない，大きな音は正常の人よりもいっそう大きく，うるさく聞こえて不快に感じてしまいます．このため，単に音や声を大きくすれば聞こえの問題が解決できるというわけではないのです．

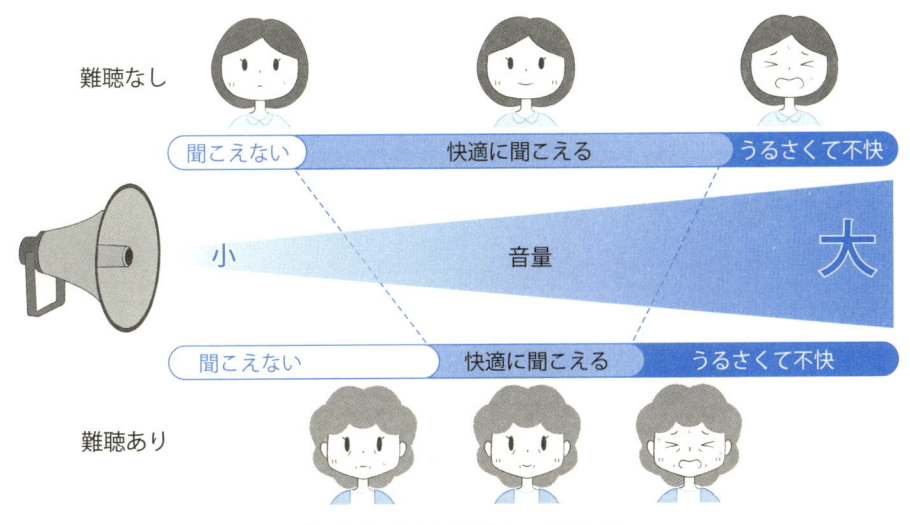

難聴なし

聞こえない　　快適に聞こえる　　うるさくて不快

小　　音量　　大

聞こえない　　快適に聞こえる　　うるさくて不快

難聴あり

大きな音は不快に感じる

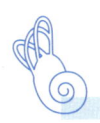

うるさい場所では聞きとれない

　誰でも，うるさい場所での聞きとりは悪くなりますが，正常な耳では，にぎやかな中でも必要な音だけを自然に取り出して聞いています．これを「カクテルパーティ効果」と呼びます．難聴があると，さまざまな音の中から目標とする音声を選択的に聞く能力も弱くなります．ざわざわしたレストランや，複数の人が一度に話す場面，背景で音楽が流れているドラマのセリフなどを聞きとることが難しくなります．

音がどこから聞こえるかわかりにくい

　音や声がどの方向から聞こえてくるか，距離や方向を正確に判断する能力を「音源定位能力」といいます．正常な耳では，音を左右両方の耳で聞くことによって音源を突き止めることができます．聴力に左右差があると，これがわかりにくくなります．例えば一側性の難聴の場合，もう片方の耳は聞こえるので，生活に大きな不便はないと思われがちですが，どこから話しかけられたのか即座に判断できずに焦ったり，外を歩いていて車が近づくのに気がつかないなど，日常生活に支障をきたします．

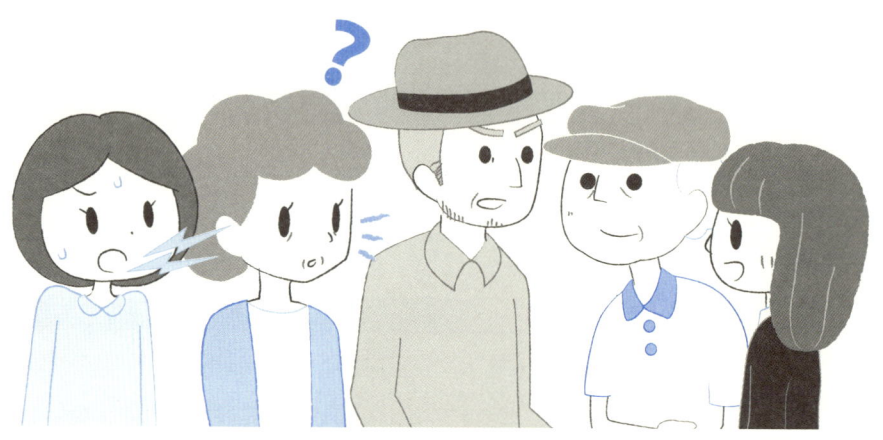

音がどこから聞こえるかわかりにくい

心理的・社会的影響

　以上のことから，難聴の人が普段の生活や会話にかなりの苦労があり，疲労やときには恐怖を感じていることを推測してもらえたのではないかと思います．特に会話の場面では，話の内容が十分にわかっていないのに返事をしてしまい相手に誤解を与えたり，何度も聞き返すので会話が弾まなかったり，さまざまな困難が生じます．そうしたことが重なると，人付き合いを避ける，外出せずに引きこもりがちになる，家族や友人からも疎外感を感じるなどといった心理的・社会的問題に発展することもあります．

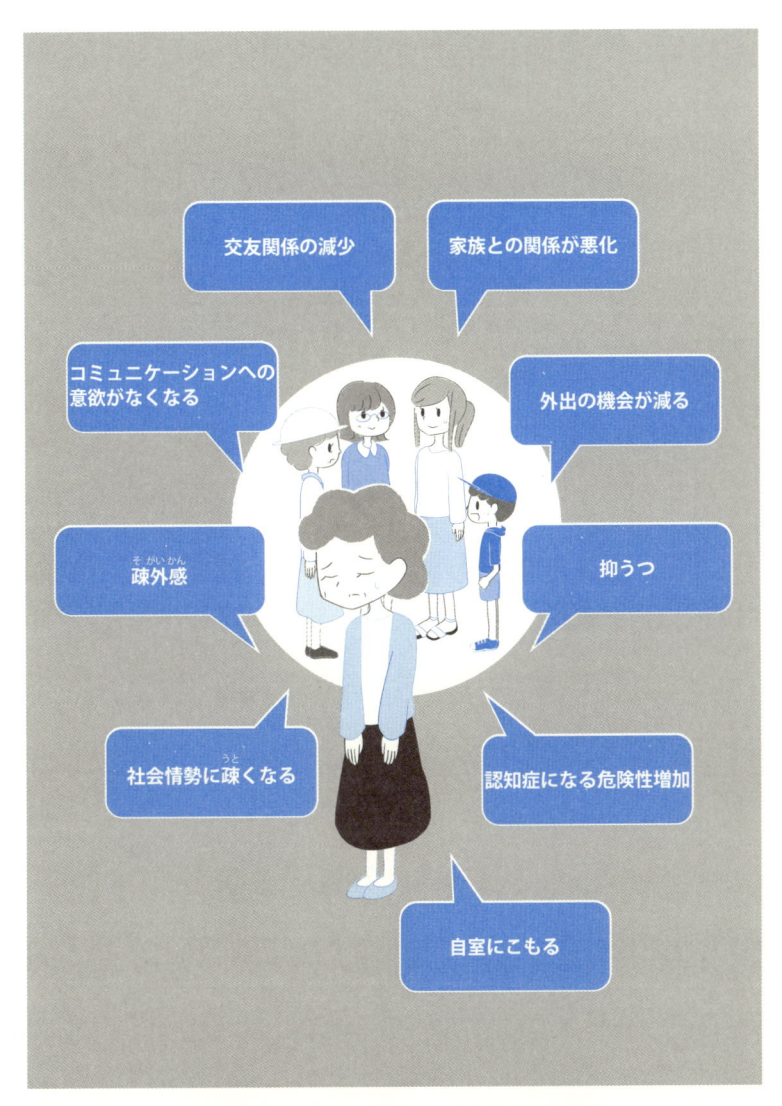

難聴による心理的・社会的問題

難聴の評価はどのように行うの？

6. 難聴の評価

　難聴の検査は，まず難聴の有無を確認し，程度と種類（伝音性か，感音性かなど）を把握する目的で行います．さらに難聴の原因や特徴を知り，治療方針や補聴器装用，リハビリテーションの内容を検討するための精査を行っていきます．

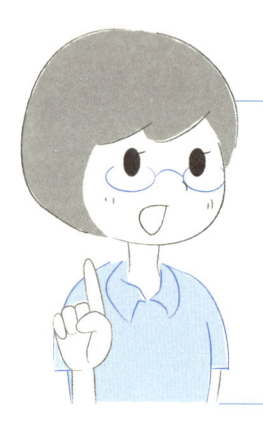

ポイント！

1. 聴力検査がどのようなものか知っておこう
2. 聴力検査の結果が何を意味するのかを知っておこう
3. 正しい補聴器装用には，聴力検査は必須である

純音聴力検査

　最初に行う基本的な検査は，純音聴力検査です．学校や職場など，検診の場面でもよく用いられている検査です．被検査者は，ヘッドホンをつけて，いくつかの高さ，大きさで流される音（純音）に耳を澄まして，少しでも音が聞こえたらボタンを押して反応します．それぞれの高さで聞こえる最も小さい音の大きさのレベルを聴力閾値といい，聴力レベル dB で表します．

　ヘッドホンから聞こえる音，つまり外耳道から入った音が中耳・内耳を経て伝わる時の反応を調べる検査（気導検査）と，振動する端子を耳の後ろの骨の部分（乳突部）につけて蝸牛に直接音を伝える検査（骨導検査）の2種類を行います．「ブーブー」と響く低い音(125 Hz)から，「ピーピー」と聞こえる高い音（8 KHz）まで，いくつかの高さの音で検査します．

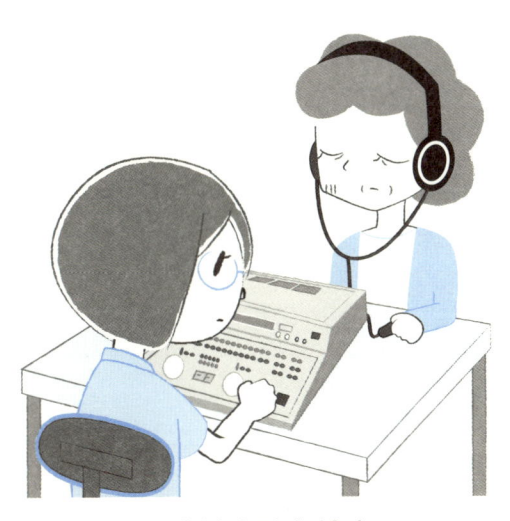

標準純音聴力検査

オージオグラムの見方

「聴力レベル」を表すグラフをオージオグラムといいます．横軸は音の高さ（Hz）で，右に行くほど高い音を表します．縦軸は音の大きさ（dB）で，下に行くほど大きな音を表します．右耳の値は○，左耳の値は×で記入されます．骨導の値は右耳は［，左耳は］で記入します．

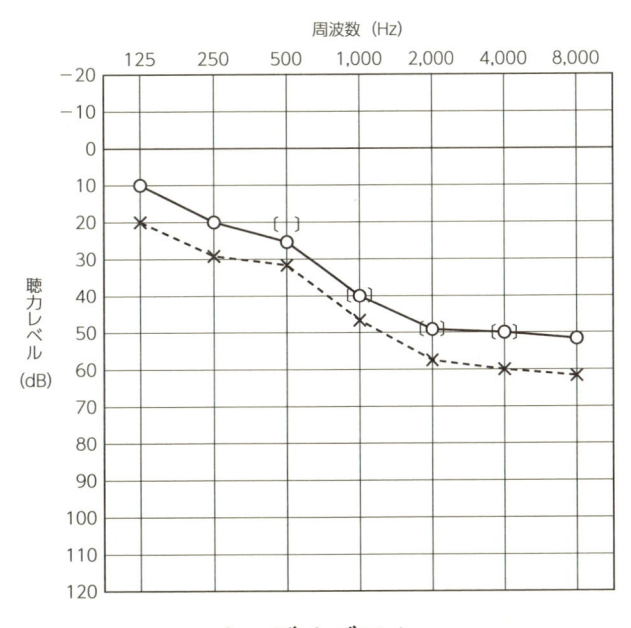

オージオグラム

難聴の程度（難聴の程度分類）

聞こえが正常な場合，0～25 dB 以下で「聞こえた！」と反応できます．軽度から重度までの難聴の程度については，次の表のとおりです．

難聴の程度分類

難聴の程度分類	平均聴力レベル	症　状
軽度難聴	26 dB 以上 40 dB 未満	小さな声や騒音下での会話の聞き間違いや聞きとり困難を自覚する．会議などでの聞きとり改善では，補聴器の適応となることもある
中等度難聴	40 dB 以上 70 dB 未満	普通の大きさの声の会話の聞き間違いや聞きとり困難を自覚する．補聴器の適応となる
高度難聴	70 dB 以上 90 dB 未満	非常に大きい声か補聴器を使用しないと会話が聞こえない．しかし，聞こえても聞きとりには限界がある
重度難聴	90 dB 以上	補聴器でも聞きとれないことが多い．人工内耳の装用が考慮される

難聴の種類

純音聴力検査の結果から，難聴の種類が判定できます．気導の検査結果と骨導の検査結果に乖離がみられ，骨導の値が正常に近ければ伝音性難聴の可能性があります．この状態で骨導の検査結果にも低下がみられれば，混合性難聴の可能性があります．気導も骨導も同程度に低下がみられれば感音性難聴の可能性があります．

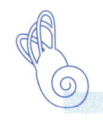

語音聴力検査

これは言葉の聞きとりの検査であり，日常生活でどのくらい言葉を聞きとることに不自由があるかを測定でき，その人がどれだけ困っているかという現状がよくわかります．難聴の診断の助けになるだけでなく，補聴器装用やリハビリテーションにも役に立ちます．

その他の検査

そのほかにもいくつかの検査を用いて難聴の診断や症状を評価します．
・インピーダンスオージオメトリー（ティンパノメトリー）
・自記オージオメトリー
・聴性脳幹反応検査（ABR）

子どもの難聴

子どもに難聴があった場合，早期に発見し，適切な補聴を行い，親子が円滑なコミュニケーションを行えるように支援することが大切です．その入口が聴力の評価です．難聴が発見されるきっかけは，①産婦人科などで行われる新生児スクリーニング検査，②両親が難聴を疑った時，③1歳半健診，3歳半健診，幼稚園，学校での健診などがあります．

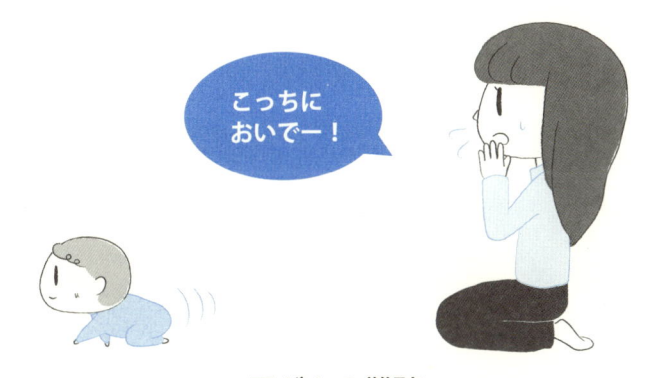

子どもの難聴

乳幼児期の検査

子どもの発達段階によって，実施できる検査が変わってきます．日常生活での様子や，聞こえ以外の発達の様子と合わせて評価していきます．その際，子どもの注意集中力や疲労などを配慮し，迅速に行う必要があります．
　①自動聴性脳幹反応（AABR：Automated Auditory Brainsterm Response）検査：ABRの簡易版を新生児にスクリーニングとして実

施します.

②耳音響放射（OAE：Otoacoustic Emissions）：簡単にできるので，新生児スクリーニング検査の一つとして用いられます．内耳までに問題がないかどうか評価できます．

③聴性行動反応聴力検査（BOA：Behavior Observation Audiometory）：新生児〜1歳すぎを対象に，音に対する赤ちゃんの反応（ぎゅーっと目を閉じる，ビクっとする，振り向く）を観察します．

④条件詮索反応聴力検査（COR：Conditioned Orientation Response Audiometry）：6カ月〜2歳程度を対象に，音がしたほうを振り向くと光刺激や玩具など，子どもの好きな物をみることができ，これを条件づけて検査を行います．

⑤ピープショウテスト（peep-show-test）：2歳〜3歳半ごろを対象に，音が聞こえたらボタンを押す，すると電車が動いたり，楽しい映像や玩具がみえます．

⑥遊戯聴力検査：3歳半以上を対象に，音が聞こえたらビー玉を一つ落とすような遊びと結びつけて検査を行います．

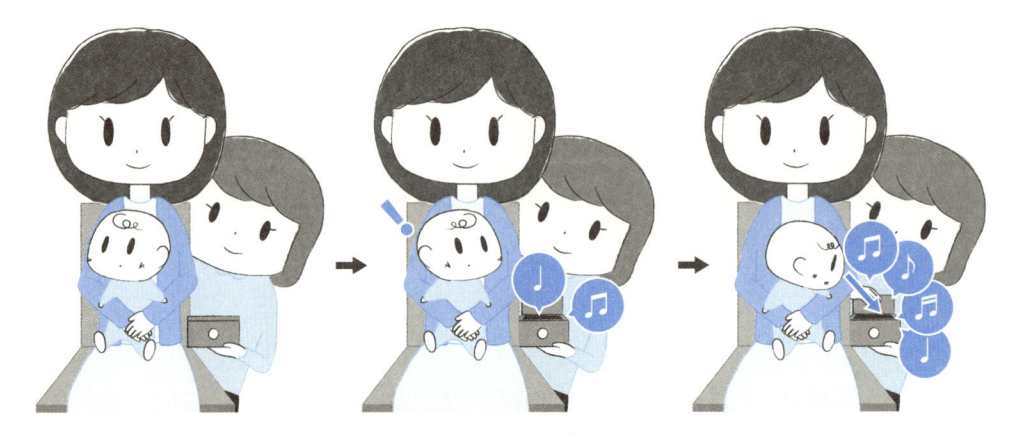

乳幼児期の検査

【文献】
1) 日本聴覚医学会難聴対策委員会：難聴（聴覚障害）の程度分類について．2014（http://audiology-japan.jp/audi/wp-content/uploads/2014/12/a1360e77a580a13ce7e259a406858656.pdf）2016年2月1日閲覧
2) 立木　孝：聴覚検査法．神崎　仁（編）：CLIENT21—21世紀耳鼻咽喉科領域の臨床 NO.6 聴覚．中山書店，2000，p6

難聴がみつかったら，どうしたらよいの？

7. 聴覚補償（補聴器と人工内耳について）

　聴覚を補償するために補聴器を付けます．また重度の場合，手術により人工内耳を装着することもあります．

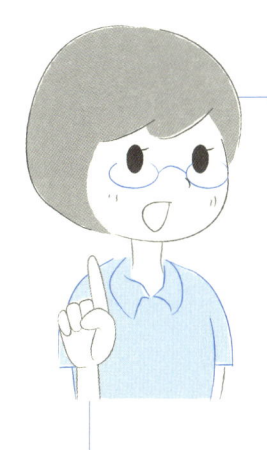

ポイント！

1. どのような補聴器があるのか知っておこう
2. 装用のポイントは
3. きちんと自分の耳にあった補聴器を付けよう
4. 装用においての注意事項を知っておこう
5. 人工内耳って何？

補聴器の種類と特徴

　よく使われる補聴器は，①耳あな形（挿耳形）補聴器，②耳かけ形補聴器，③箱形補聴器があります．

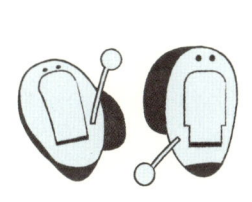

耳あな形補聴器　　　耳かけ形補聴器　　　箱形補聴器

補聴器の種類と特徴

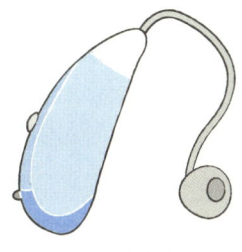

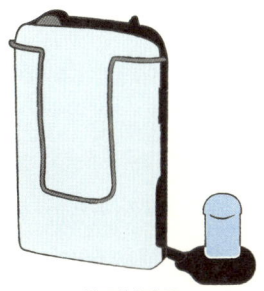

①耳あな形補聴器：耳の穴の中に収まるもので，外見上は目立たないことで好まれることが多いです．耳型をとって，その人の耳の形に合わせて作成します．軽度から中等度の難聴を対象とし，汗などの影響を受けにくい特徴があります．ただし，小さいので操作上の問題や紛失した際にみつかりにくいなどの問題もあります．

②耳かけ形補聴器：最も普及している補聴器で，種類も豊富です．近年では，小型化されカラフルになるなど見た目にも変化してきています．軽度から重度の難聴まで対応が可能です．

③箱形補聴器：ポケットに入れて使用する四角い補聴器です．四角い本体にはマイクが付いていて，長く伸びたコードの先のイヤホンを耳に装着して聞きます．大きな音が出せるので高度・重度難聴者向けです．また，寝ていることが多い高齢者の人には，耳かけ形補聴器は枕にあたってしまい不便なので箱形補聴器がよいでしょう．箱形補聴器は，他の補聴器よりも重く，またマイクの部分と衣服などがこすれて，雑音となることがあります．

　これ以外にも外耳道閉鎖の人のための骨導補聴器や，片耳難聴（反対側の聴力良好）のためのクロス形補聴器などもあります．学校の授業など，離れたところの教師の声がよく聞きとれるようにFM電波を利用するFM補聴器もあります．

　最近の補聴器は，コンピューターで調整するデジタルタイプがほとんどです．以前よりも「うるさくないように」「騒音下では静かに」「ピーとなる音は防いで」など，軽い難聴から重度の難聴まで，さまざまな人に対応できるようになってきました．普通の会話と，騒音のある場所での会話で調整を切り替えるスイッチが付いたものもあります．

補聴器の値段は

　箱形補聴器は4.5万円，耳かけ形補聴器は10万円弱ぐらいから，耳あな形補聴器は15万円ぐらいから，高いものでは30万円する補聴器もあります．さまざまな機能がついていると高額になります．ただし，高ければよいわけではありません．聴力や使用する場面に合わせて購入を検討することが大切です．

補聴器装用上の注意

　耳鼻咽喉科で聴力検査をしてもらい自分の難聴の特徴を知ったうえで，自分にあった補聴器を処方してもらいましょう．補聴器を付けたうえで，

音の聞きとりや言葉の聞きとりの検査をして，補聴器の効果があることを確認してもらいましょう．また普段の生活で装用し，微調整をしてもらいましょう．

　①水や汗，衝撃に弱いです．精密機械と同じ取り扱いをしてください．
　②補聴器を付けたから，すべてよく聞こえるわけではありません．複数の人が会話をする場面，ぼそぼそと話す人，BGMの大きなドラマなど難しい場面があります．

人工内耳のしくみ

　人工内耳は，90 dB以上の重度難聴を対象とし，手術により電極を挿入して，直接内耳を刺激して音を聞かせます．体外装置に付いているマイクで拾った音をスピーチプロセッサーという機械で電気信号に変えます．それが耳の上に磁石でついた送信コイルから体内部の受信コイルに送られ，さらに蝸牛内に挿入された電極を通って，内耳に電流を流して刺激します．

　人工内耳の装着には手術が必要であり，手術には医療保険が適用されます．手術の後，マッピングという音入れを行い，どの周波数の音も25〜30 dBで聞こえる状態に調節します．補聴器よりも高音部の音を拾いやすく，装着に伴って本人の発音がきれいになることが多いです．機械も装用理論も日進月歩で進化しています．

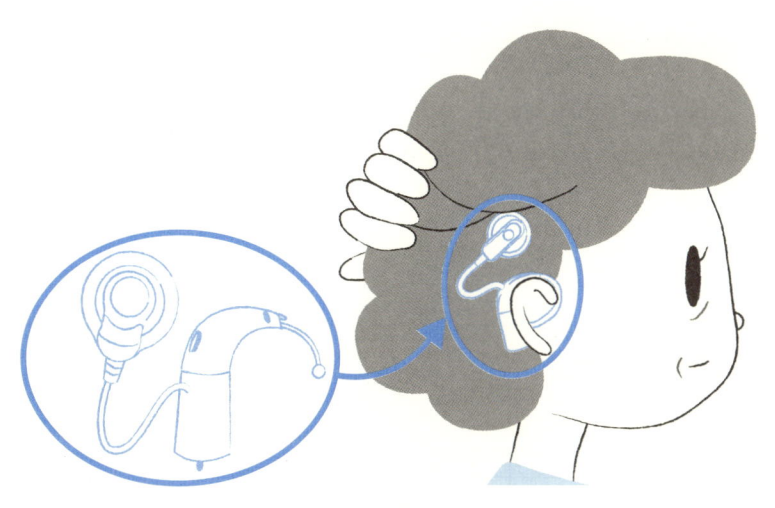

人工内耳

福祉のサービスは？

8. 難聴と社会福祉について

　音や音声が聞こえない，聞こえにくい聴覚障害を有する人が，聞こえることを前提とした社会で生活していく際には，いくつかのバリア（障壁）があります．このバリアを少しでもとりのぞくため，いくつかの社会福祉の制度があり，上手に利用していきましょう．

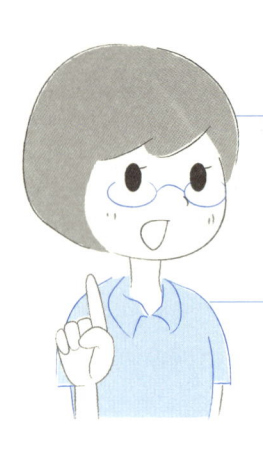

ポイント！

1. 情報を得るためのサービスを知っておきましょう
2. 利用できる福祉制度を知っておきましょう

情報を得るためのサービス（情報保障）

　講演会や授業などで情報を確実に得るためのサービスとして制度化されたものとして，手話通訳者と要約筆記者の派遣があります．手話通訳は，音声言語と手話を相互に通訳することで，聴覚障害者と聞こえる人とのコミュニケーションを確実なものにするものです．要約筆記は，音声言語を文字により通訳するもので，OHPやパソコンの使用，ノーテイクなどの方法があります．

　これ以外にも，学校や，ホールなどの公共施設で磁気ループやFM電波などにより，周囲の雑音を抑え，自分の補聴器で，話者の声を直接聞き取ることができるような補聴システムもあります．

社会福祉制度を活用しましょう

　難聴の程度によって2～6級の身体障害者手帳を取得することができま

す．これにより，補聴器購入の際の補助や，FAX・字幕デコーダーなどの貸与や給付が受けられます．最近では，手帳を取得できない軽中等度難聴の子どもに対して，補聴器の補助が受けられる地域も増えてきています．地域により補助内容が異なりますので，地域の福祉事務所に相談してください．

身体障害者手帳の等級

障害者手帳の等級	判定基準
2級	両耳の聴力レベルがそれぞれ 100 dB 以上
3級	両耳の聴力レベルが 90 dB 以上
4級	両耳の聴力レベルが 80 dB 以上，または両耳による普通話し声の最高語音明瞭度が 50%以下
6級	両耳の聴力レベルが 70 dB 以上，または片側 90 dB 以上，反対側 50 dB 以上

コミュニケーションはどうやったらうまくいく？

9. 難聴がある人とのコミュニケーションのコツ

すべての人に大きな声で話したり，手話を使えばうまくいくというわけではありません．一人ひとりの得意・不得意を正しく理解し，細かな環境にも配慮することが大切です．

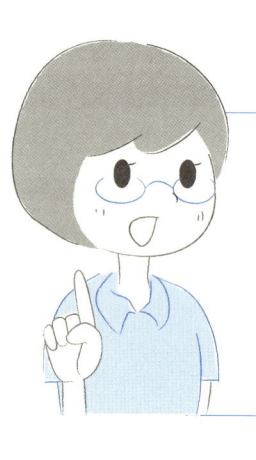

ポイント！

1. 相手の得意なコミュニケーション手段を知る
2. できるだけ静かな環境をつくる
3. 声の大きさだけでなく，文の長さや使う言葉にも気をつける

難聴がある人とのコミュニケーション手段

難聴がある人とのコミュニケーション手段は，補聴器などで聞こえを補ったうえで音声を用いる聴覚的手段と，文字（筆談）・読話（相手の口の形を読む）・手話・指文字などの視覚的手段の2つに大別されます．

難聴がある人がどのコミュニケーション手段を得意としているかは，その人が難聴になった時期や教育歴によって異なり，「難聴がある人は全員手話ができる」というような認識は誤りです．まずコミュニケーションをとる相手が，どのような方法を得意としているかを確認したうえで会話や情報伝達を始めることが大切です．

環境への配慮

難聴がある人は，たくさんの音の中から必要な音だけを選んで聞くということも苦手になります．会話を行う際は，できるだけ騒音の少ない場所

がよいでしょう．複数人での会話や会議では，話している人を同定することも難しい場合があることも理解しましょう．また，相手との距離も大切です．特に補聴器は，離れすぎるとマイクロホンで音を拾えなくなってしまうため注意が必要ですし，近づきすぎると口元や表情がみえなくなってしまいます．相手から1メート程度の距離がちょうどよいといわれています．

話し方の5つのコツ

1．話し始めを知らせ，注目を促す

話は最初の部分がわからないと，内容全体の理解が難しくなります．話し始めるタイミングで声をかけたり，手で合図したりして相手に知らせてから話し始めましょう．

2．相手の正面で，相手の顔をみながら話す

聴覚的手段のみでコミュニケーションができる人でも，口元の動きや表情などが大きな手がかりとなっていることが多いです．できるだけ相手の正面で，口元・表情がはっきりとみえるように話しましょう．マスクをしない，自分の顔が陰にならない位置を選ぶなどの配慮は非常に助かります．

3．普通か，やや大きめの声ではっきりと話す

声の大きさは，大きすぎても逆に聞きとりにくかったり，不快感を与えてしまうこともあります．普通，もしくはやや大きめ程度で十分です．口の形もはっきりと提示できるとよいでしょう．

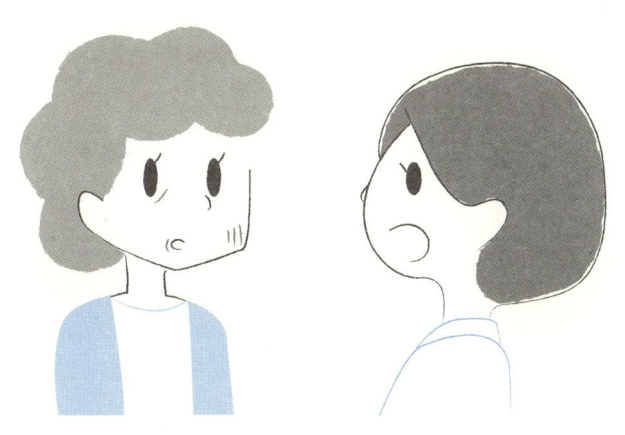

相手の顔をみながら話す

4．発話速度はややゆっくり

　速度もゆっくりすぎたり，「きょ・う・は・よ・い・て・ん・き…」のように一音ごとに区切ることは言葉のまとまりや文脈がわかりにくくなります．不自然にならない程度の速さで「今日は/よい/天気/…」と文節で区切りながら話すと，聞きとりやすくなります．

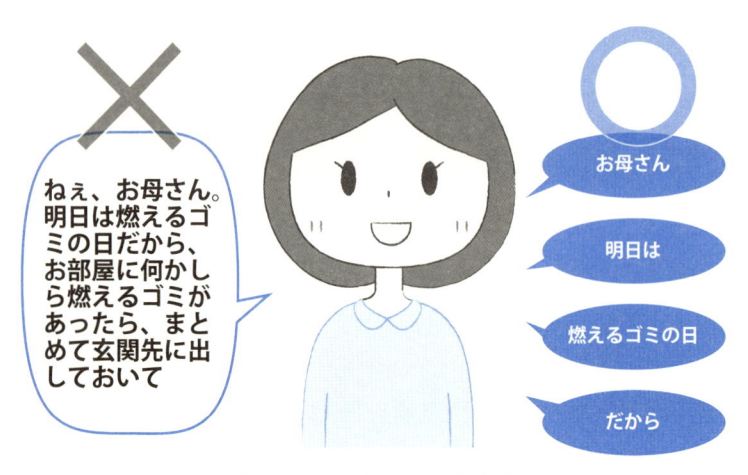

ゆっくり区切って話す

（×）ねぇ、お母さん。明日は燃えるゴミの日だから、お部屋に何かしら燃えるゴミがあったら、まとめて玄関先に出しておいて

（○）お母さん／明日は／燃えるゴミの日／だから

5．伝わらない時や，特に大切な内容は書いて伝える

　どうしても伝わらない時，本当に理解されているか不安な時，間違えてはいけない重要な内容を伝達する時などは，音声だけでなく文字を書いて確認することも大切です．話す内容のすべてを書かなくても，キーワードを書くだけで話は伝わりやすくなるでしょう．

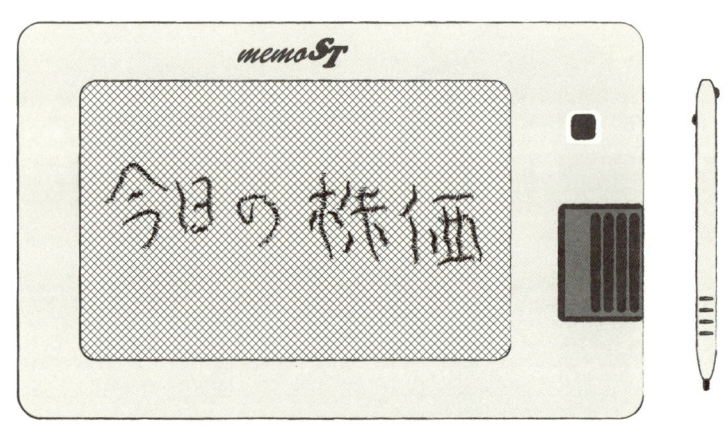

大切なことは書いて伝える

難聴の具体的なイメージをもつために

10. 事例（加齢性難聴）

Aさん（84歳　女性）
障害名：高音漸傾型　中等度感音難聴
原因：加齢による

発症前の様子

　65歳までは常勤で事務職として勤めており，健診で聴力低下の指摘を受けていましたが，気にしていなかったそうです．明るいしっかり者だったそうです．仕事をやめられてからは，ぼーっとしている時が増え，物忘れがひどくなる，同じことを繰り返すなどの，ごく軽度の認知症の症状がみられ始めているようでした．昨年ごろから，急速に聞こえに不自由を感じるようになったとのことで受診されました．

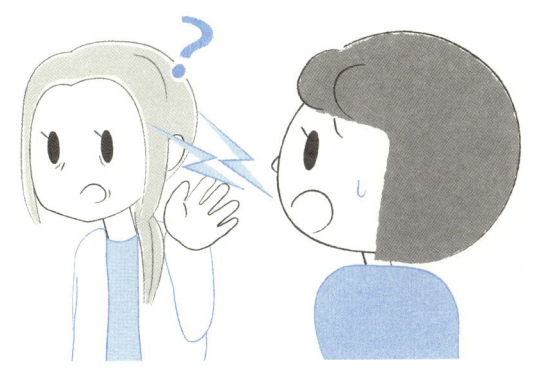

加齢性難聴

初診時の様子

　同居の娘に付き添われて来院し，本人は平気だといっていましたが，娘は少しも話が通じないので，とても困っていました．娘は，耳元に向かって大きな声でどなるように話していました．

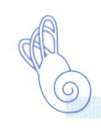

初診時の検査結果

聴力検査の結果は，以下に示すとおりです．平均聴力レベルで，右耳 60 dB，左耳 54 dB．語音明瞭度は，右耳 50％，左耳 55％で左右差はみられず，ティンパノメトリーの結果も A 型で，中耳炎などはみられませんでした．

テレビは，自分の部屋で大音量で聞き，娘も大きな声で話してくれるので，本人としては「困ってない」とおっしゃっていましたが，普通の声の大きさでは質問に応じられないことが多くみられました．

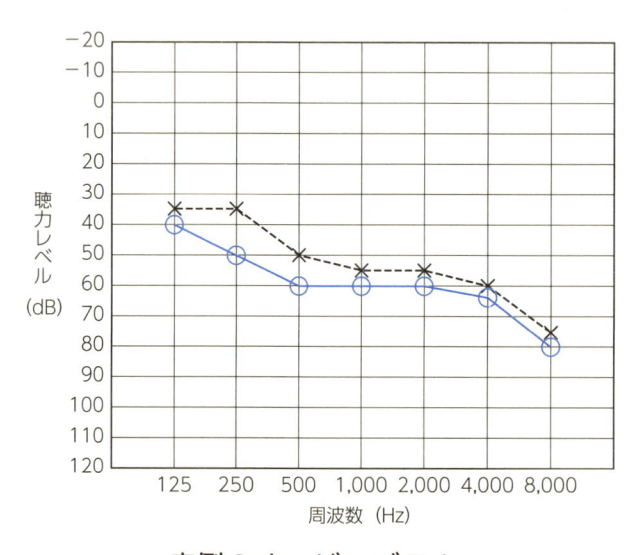

症例のオージーグラム

補聴器の装用指導

まずはオージオグラムの見方，難聴について補聴器の仕組みや，その効果と限界，装用にあたっての注意事項などのガイダンスを行いました．その後，あらかじめ聴力に合わせて用意した 2 種類の補聴器を試聴してもらい，より聞きやすかった補聴器を試聴器としました．初期の設定は利得を 20 dB とし，最大出力レベルは 100 dB まで抑えました．

補聴器を装用して会話をしたところ「あら，よく聞こえるわ」「後ろの声も聞こえる」と補聴器を受け入れてもらった様子でした．娘さんには普通の声の大きさで話しかけてもらいましたが，反応も素早く的確に応じて

くれました．廊下などの雑音のある場所を歩いてもらい，うるさくないかを確認して問題がないようでしたので補聴器を装用した状態で聴力検査を実施しました．その時のオージオグラムは，以下のとおりです．ただし，補聴器を装用した時の違和感は大きく，自分の声が響いて聞こえるということでしたので，耳型をつくり，大き目のベント（空気が抜ける孔）を開けることにしました．

　何回かの通院の間に，装着の練習を何度も行い，自分で装着できるようになり，自声の響き感も解消しました．最初は，装着を忘れて家族に促されていましたが，デイサービスに通うようになり，補聴器を付けていくと，友達やヘルパーさんの話がよくわかることを実感されてからは，自分で補聴器を装用するようになりました．自分からお話しをすることも増え，持ち前の明るさを発揮しています．今では，補聴器は欠かせない大切なものとなっています．

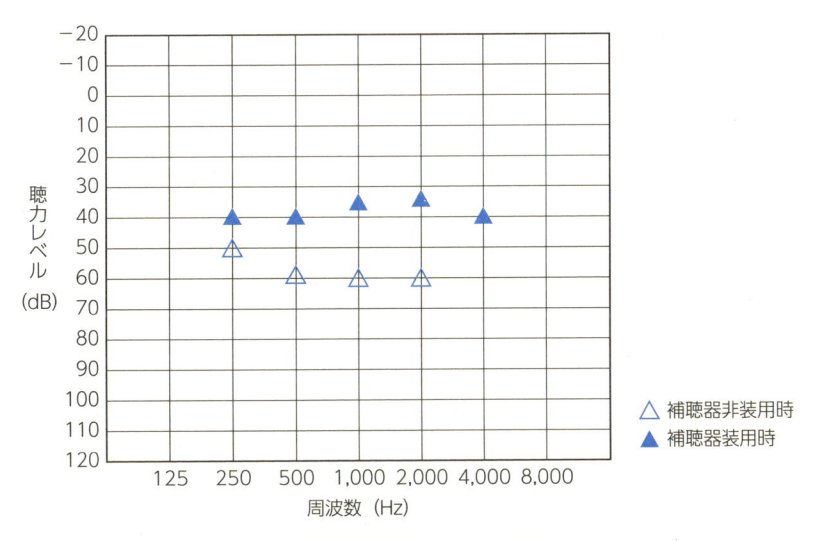

症例の補聴器装用後の検査結果

コミュニケーションをとるうえでの工夫

　補聴器を付けていない時は，大きめの声ではっきりと伝えます．少しゆっくり目に，文節で区切るようにするとわかりやすいです．軽く手に触れて注意を向けてから話し始めるとよいです．家族には，補聴器を付けた時は声の大きさを普通の大きさ（45〜65 dB）に変えてもらいました．はっ

きり話すことは変わりありません．いずれも，雑音のない静かな部屋で話をするように心がけてもらいました．

　補聴器を装用されてからもともとの活発な性格を取り戻されたようで，デイサービスの話なども積極的にするようです．家族も大きな声で話さなくてすむので，楽になったといっています．

文　献
1) 喜多村健（編）：言語聴覚士のための聴覚障害学．医歯薬出版，2002
2) 廣瀬　肇（監），岩田　誠，他（編）：言語聴覚士テキスト第2版．医歯薬出版，2011
3) 山田弘幸（編）：改訂　聴覚障害Ⅰ―基礎編．建帛社，2007
4) 山田弘幸（編）：改訂　聴覚障害Ⅱ―臨床編．建帛社，2007

第3章

構音障害

呂律がうまく回らない

1. 構音障害とは

　脳卒中や外傷，手術などで発音が難しくなり，いわゆる"呂律が回り難くなった"状態です．なかでも，脳や神経の問題で生じるものは「運動障害性構音障害」と呼ばれます．

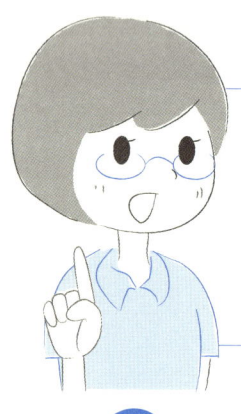

ポイント！

1. 構音＝発音のこと
2. 呼吸・発声・共鳴・構音の4つの過程がある
3. 話し言葉にさまざまな症状が現れる

構音障害とは

　構音障害とは，発音がうまくできなくなった状態をいいます．構音障害は，話すのに必要な口唇や舌などの器官に形態の異常がある場合や，話す際に必要な筋肉を動かす時のコントロールがうまくいかなかったり，筋力低下があったりする場合などに生じます．構音障害があると，話した言葉を相手に聞き取って理解してもらうことが難しくなります．なお，「構音」とは医学用語でいう「発音」のことで，意味は同じです．

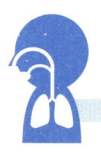

発声・構音の仕組みと器官

　私たちが話しをする際，息を吸って肺にとどめた空気が，肺の弾性（元に戻ろうとする力）や腹筋によって押し出され，喉にある声帯を震えさせることで，発音のもとになる声が出ます．さらに，軟口蓋を挙上させて鼻への息もれを防ぎ，顎，舌，口唇などを細かく動かすことで，さまざまな「発音」が可能となります．

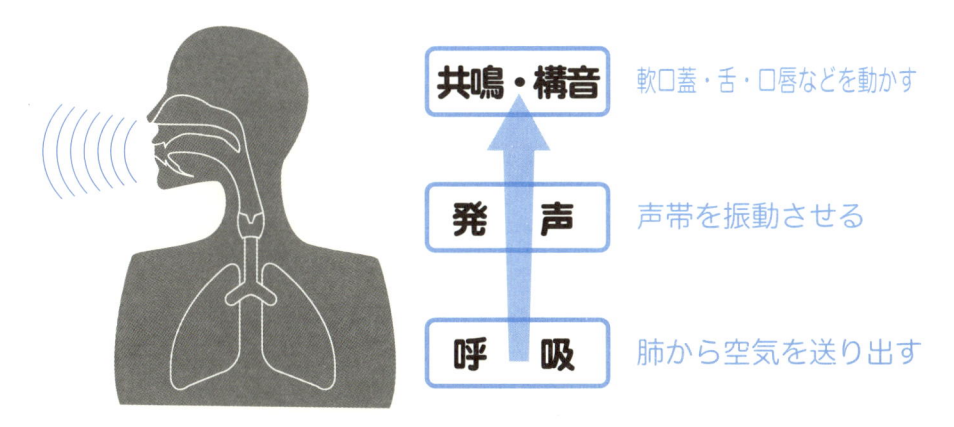

発声と構音の仕組み

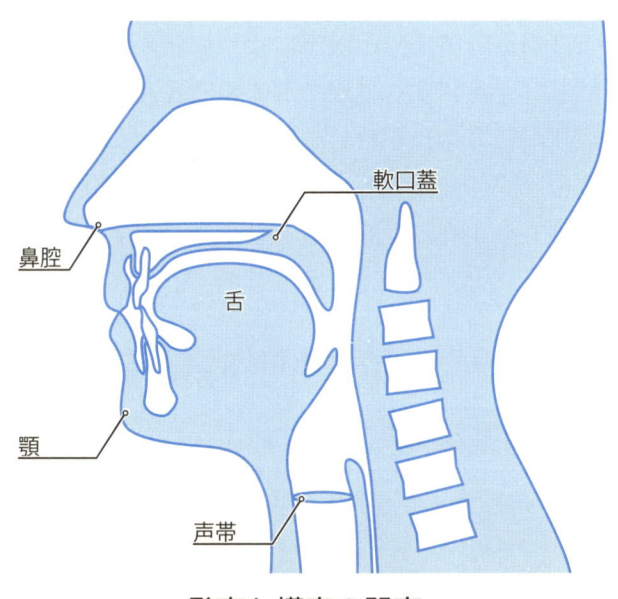

発声と構音の器官

構音障害の種類

構音障害は大きく3つに分けることができます．
①運動障害性構音障害：構音器官（発声発語器官）の運動に関わる神経や筋肉の異常により引き起こされる構音障害．構音器官に発音の指令を出す大脳の中枢から実際に動く末梢の構音器官までの，神経や筋肉のどこかに問題があることで起こります．さまざまな声，発音の障害が生じます．

②器質性構音障害：構音器官における形態上の異常により引き起こされる構音障害．口蓋裂*などの先天性の形態の異常や，舌癌・口腔癌などの手術や事故による損傷など，構音に必要な器官の一部が欠損することで起こります．

③機能性構音障害：医学的原因が明らかでない本態性の発音の障害．病気や麻痺，口腔内の異常・ケガなどとは関係なく，幼少のころより発現します．

運動障害性構音障害の症状

運動障害性構音障害は原因疾患により症状が異なるため，非常に多様です．以下にあげた症状すべてが一人の患者さんに現れるわけではなく，いろいろな症状が組み合わされて出現します．なお，このような症状が急激に現れた場合は脳や神経などになんらかの深刻な問題生じている可能性が疑われますので，すぐに受診することを勧めます．

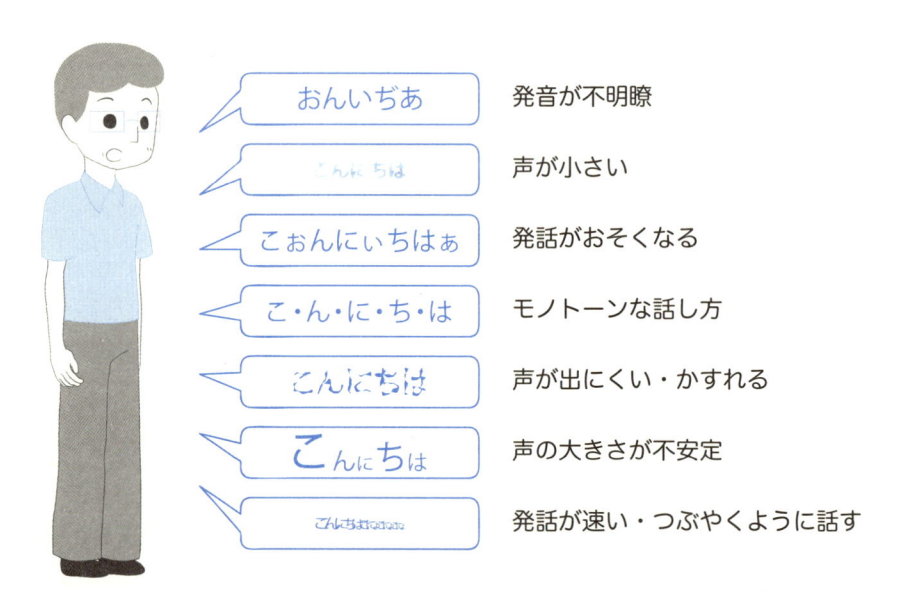

発話例	症状
おんいぢあ	発音が不明瞭
こんにちは	声が小さい
こぉんにぃちはぁ	発話がおそくなる
こ・ん・に・ち・は	モノトーンな話し方
こんにちは	声が出にくい・かすれる
こんにちは	声の大きさが不安定
こんにちはetc.	発話が速い・つぶやくように話す

運動障害性構音障害の症状

---

*先天性異常の一つで，口蓋（上顎の天井部）に裂（割れ目）がみられるものです．口蓋だけでなく，口唇や顎にも裂を伴う場合があります．

Column 「摂食・嚥下障害とは」

　口から取り入れた食べ物を飲み込むことを「嚥下」といいます．私たちが食べ物を口から食べる時のさまざまな働きは，以下の5つの期に分けて考えることができます．

　①先行期：食べ物を口に入れるまでの期です．見た目や香りで食べ物を認知します．
　②準備期：食べ物を口に取り込み，咀嚼をして唾液と混ぜ，軟らかい塊（食塊）をつくります．
　③口腔期：舌をうまく使って，食塊をのどに送り込みます．
　④咽頭期：食塊をゴックンと飲み込みます．この瞬間，気管に食塊が入らないようにしながら食道に送り込んでいます．
　⑤食道期：食道の蠕動運動により，食塊が胃のほうに送られていきます．

　これらの機能のどこかに問題がある場合を，「摂食・嚥下障害」と呼んでいます．特に食べ物の一部が気管に入ってしまうことを「誤嚥」といい，繰り返すと「誤嚥性肺炎」を引き起こすことがあり，危険な状態です．

　リハビリテーションを行って摂食・嚥下機能を回復できる場合もあります．また，歯科医師に義歯を調整してもらったり，嚥下機能の補助装置をつくってもらうことが有効な場合もあります．あるいは，水分にとろみをつけたり食べ物を軟らかくしたりする食形態の工夫や，食べる時の姿勢，一口量など

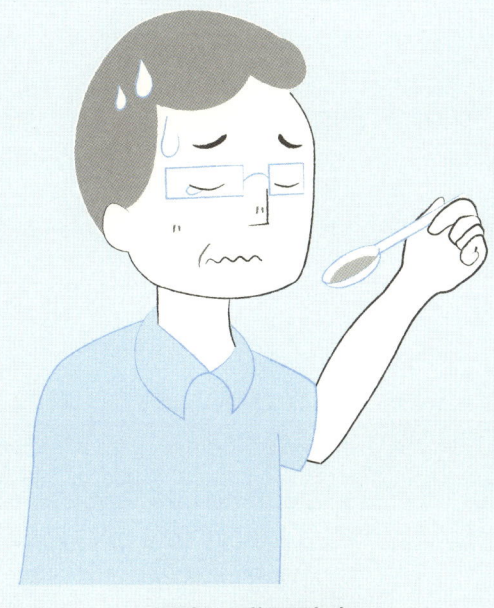

摂食・嚥下障害

食べ方の工夫でうまく食べられるようになる場合もあります．いずれにしても，その人の摂食・嚥下機能のどこにどのような問題があるか，きちんと評価して対応することが大切です．

口唇，舌，のどは構音器官であると同時に，食べる際にも重要な器官です．構音障害のある人は，摂食・嚥下障害を合併している可能性があり，注意が必要です．

疾患による発話特徴の違い

2. 運動障害性構音障害の原因と分類

　運動障害性構音障害を生じる原因には，さまざまなものがあります．原因や症状によって，コミュニケーション手段やリハビリテーションの内容も変わってきます．

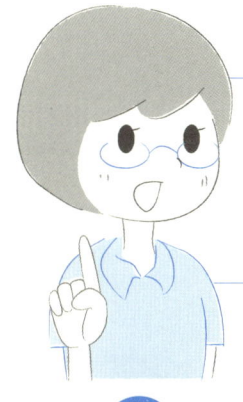

ポイント！

1. 脳卒中と神経・筋疾患によるものが多い
2. 進行するものと進行しないものがある
3. 病変の部位により6種類に分けられる

運動障害性構音障害の原因疾患

運動障害性構音障害を生じる疾患には，次のようなものがあります．

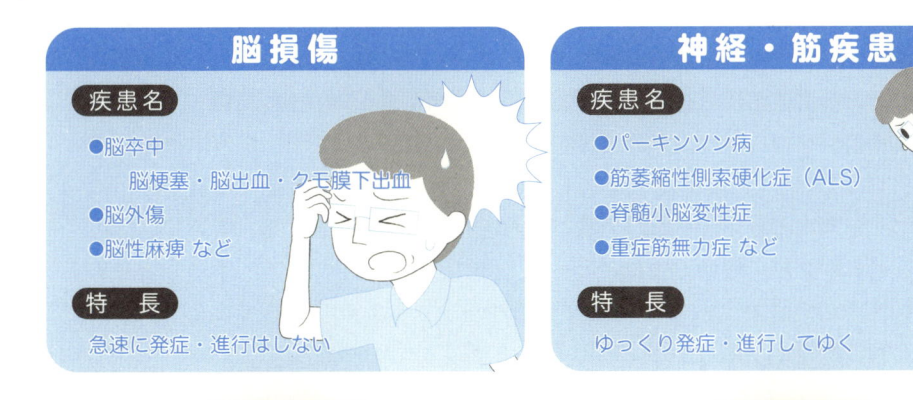

脳損傷

疾患名
- 脳卒中
  　脳梗塞・脳出血・クモ膜下出血
- 脳外傷
- 脳性麻痺 など

特長
急速に発症・進行はしない

↓ 対応

・失われた機能を取り戻すリハビリテーション
・重症度に合わせてコミュニケーション手段を変更

神経・筋疾患

疾患名
- パーキンソン病
- 筋萎縮性側索硬化症（ALS）
- 脊髄小脳変性症
- 重症筋無力症 など

特長
ゆっくり発症・進行してゆく

↓ 対応

・現状の機能をできるだけ維持するリハビリテーション
・進行に合わせてコミュニケーション手段を変更

運動障害性構音障害の原因疾患

脳損傷によるものには，脳梗塞や脳出血に代表される脳卒中や脳外傷，脳腫瘍があり，脳卒中や脳外傷については，進行することは少ないですが，脳腫瘍については，発症後，その疾患自体の進行により症状が重くなることがあります．

　一方，神経・筋疾患には，パーキンソン病や筋萎縮性側索硬化症（ALS：Amyotrophic Lateral Sclerosis），脊髄小脳変性症など，変性疾患と呼ばれるものが多く，疾患の進行に伴って発音の不明瞭さが増すことがあります．

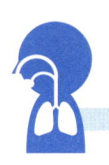

運動障害性構音障害の分類と特徴

　運動障害性構音障害は，病変部位によって，大きく6種類に分けられます．運動障害性構音障害の分類と特徴を次頁にまとめます．

Column「音声障害とは」

　音声障害とは声の異常のことを指します．「話しにくい」という訴えで診察を受ける場合，発音だけでなく声の問題が主である場合があります．声の異常には声の質や大きさ，高さの問題，声の響き方の異常などが含まれます．音声障害は，声帯ポリープや声帯麻痺など声帯に異常がある場合や，声の出し方や声の使いすぎによる場合もあり，原因はさまざまです．こういった音声障害の治療には，言語聴覚士が直接関わる音声治療と，主に耳鼻科の専門の医師が行う音声改善手術があげられます．音声治療には，原因となる悪い発声習慣に気づいて改めていけるように指導する「声の衛生指導」や，よい発声習慣を身に付け，声の改善を図る発声訓練があります．なかには音声治療だけでは改善しないこともあります．そのように症状が重症である場合には，音声を改善する手術が必要と判断されることもあります．専門の耳鼻科医師にかかり，症状に合わせた手術を受けることになります．手術の後もよい発声法や習慣を保つために音声治療を併せて行います．声は私たちの生活の質に関わるので，大切にしていきたいですね．

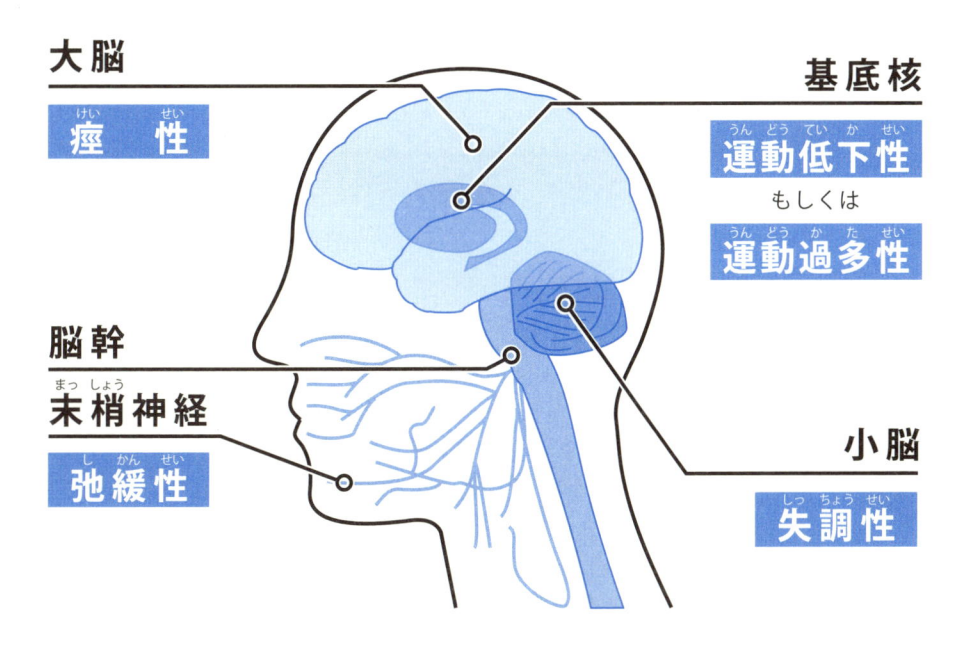

2. 運動障害性構音障害の原因と分類

大脳 — 痙性

基底核 — 運動低下性 もしくは 運動過多性

脳幹

末梢神経 — 弛緩性

小脳 — 失調性

痙性
身体や音声器官が力みやすく，ゆっくりとした話し方になる。声のかすれや声量の低下も伴うことがある。大脳皮質〜脳幹にかけての病変で起こる。原因は脳卒中が多い

運動低下性
声量が低下し，ぼそぼそとした単調な話し方となりやすい。早口になる場合もある。大脳基底核の病変が主。パーキンソン病が代表的

弛緩性
音声器官に力が入らず，息も続き難いため，発話が途切れやすい。鼻から息がもれる「開鼻声」も著しい。脳幹〜末梢神経，筋肉の病変で起こる。原因は脳卒中や重症筋無力症など

運動過多性
のどを過剰に詰めたような話し方で，発話が途切れやすい。呼吸のタイミングも不規則となる。大脳基底核の病変（ハンチントン舞踏病，脳性麻痺）や向精神薬の副作用などで起こることがある

失調性
突然声が大きくなったり，声の抑揚に欠けたりする。1音1音途切れたような話し方や，間延びした話し方となりやすい。身体面にもふらつきがみられる。小脳の病変で起こる。原因は脳卒中や脊髄小脳変性症など

混合性
他の5つのタイプの2つ以上が重なったもの。病変部位が広汎な場合や，脳卒中を再発した場合などに起こる。病変部位や原因疾患により，さまざまな症状が重なる

運動障害性構音障害の分類
それぞれの損傷部位と特徴

Column 「吃音(きつおん)とは」

　運動障害性構音障害とは原因は異なりますが，滑らかに話すことができない吃音という症状があります．吃音は，「繰り返す」「引き伸ばす」「つまる」という3つの発話症状を中核症状とする言語障害です．進展すると，発話の問題だけにとどまらず，心理的な問題を引き起こし，「話すこと自体を避ける」とか，「話す場面（電話，発表，登校，就職など）を避ける」というような社会的問題につながることも少なくありません．特定の原因はわかっておらず，いくつかの要因が複合して起こるといわれています．ほとんどが幼児期に発症し，自然によくなる子どもも多い（約70％）です．また，幼児期では周囲が適切な環境を整えてあげることが有効です．例えば，「吃音が出ても言い直しをさせずに，最後までゆっくりと聞く」「難しい質問はしない」「両親がゆっくりやさしい話し方のモデルを示す」などです．年齢が上がってくると，吃音の自覚が出てきます．「吃音は悪いものだ」「また吃音が出たら恥ずかしい」「吃音がある自分はだめだ」などと，マイナスに捉えないように，吃音に関する正しい知識とそれが恐れるものではないことを伝える必要があります．言語聴覚士は，スムーズに話すコツを指導して，それを必要な場面で使えるように支援します．多少吃症状が存在しても，自分の伝えたいことを表現できることが何よりも大切であることを本人が理解すること，同時に周囲の理解を促すことも大切です．

どんな困難が生じるか？

3. 構音障害の影響

　それまで普通に会話していたのに，病気により話し方が変わってしまう．それは，本人にとって大きなストレスとなり，また社会的な交流にも制限を伴うことがあります．

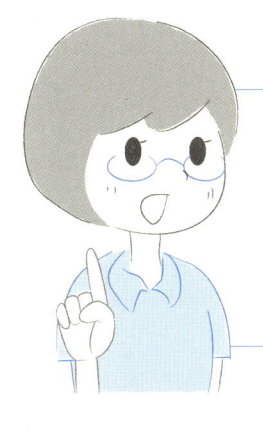

ポイント！

1. 「相手に伝わらない」ストレス
2. 孤独感を味わったり，やりとりを諦めてしまう
3. お互いに思いやりをもつことが大切

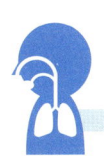

構音障害による話しにくさ

　構音障害が生じると，どのような「話しにくさ」を感じるのでしょうか．声を出す・発音する時の音声器官の動きを想像してみましょう．
　運動障害性構音障害では，麻痺により舌や口唇の動きが小さくなる，遅くなる，細かく動かせなくなることが多くあります．
　器質性構音障害では，発音の器官の形態に問題があり，努力して動かしても正しい発音に必要な動きができないこともあります．
　このように発音の器官が思うように動かないもどかしさがあるとともに，唾液がたまりやすいなど，より話しにくさを伴います．

人との交流に問題が生じる

　話し方は，その人の個性も表します．それまで話していた自分の声や話

し方が変わってしまうと，コミュニケーションを気軽に楽しめなくなり，それまで好きだったおしゃべりやカラオケなどの趣味も楽しめなくなってきます．また，顔面の麻痺やよだれが出やすい状態があると，人目も気になり，外出や人と会う機会を減らしてしまいがちになります．

孤独感や抑うつ

　構音障害により，正しい発音が難しくなったり，相貌（そうぼう）が崩れる，よだれが出るなど見た目の変化が起こったりしますが，知的な判断能力や文字を使用する能力（聞く，読む，書く）は損なわれていません．

　それまでの話し方と変わってしまうため，患者本人のもどかしさ，くやしさ，つらさ，話す時のストレスは多いものと考えられます．例えば，①自分のいったことが相手に伝わらない，②何度も聞き返されてしまう，「わからない」といわれる，③適当に相槌をされてしまい，自分の伝えようとしたことが伝わらない，④相手の表情が曇った，⑤家族や友人の話にうまく加われない，などの経験から自分の話し方に自信をもてなくなる人や，話すのを諦めてしまう人もいます．

　会話は，聞き手も話し手も，お互いの思いやりや配慮なしでは成り立ちません．それぞれが，話す時の周りの環境や本人の状態に合わせて工夫をしながら話すことが大切です．

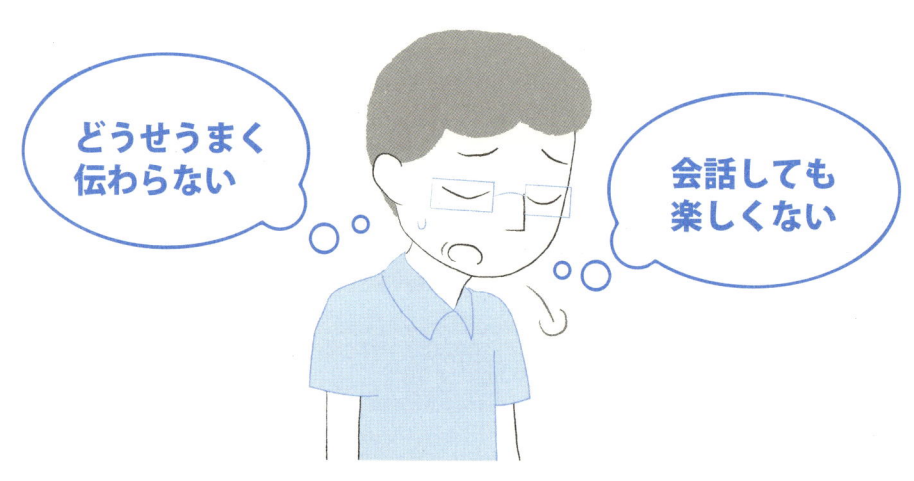

どうせうまく伝わらない

会話しても楽しくない

構音障害からくる孤独感

お互いにより伝わりやすくするために

4. 構音障害がある人とのコミュニケーションのコツ

　話し手と聞き手がお互いに協力し合うことで，コミュニケーションはずいぶん改善します．特別な手段を使わず，すぐに取り入れられる工夫がたくさんあります．

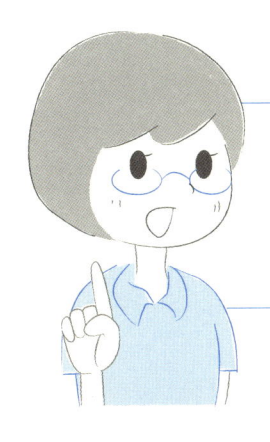

ポイント！

1. 環境づくり
2. 相手の発話を推測する
3. 確認しながら話す

環境を整える

　病院の待合室，電車や自動車の中などの騒音下では，相手の話す声や言葉が非常に聞き取りにくくなります．また，離れた場所からのやりとりも，相手の言葉を十分に聞き取れなくなります．少しでも騒音の少ない場所に移る，テレビの音を小さくする，顔のみえる位置で話すことで，伝わりやすい環境が生まれます．

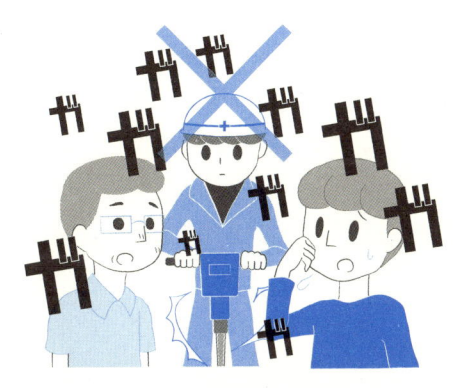

伝わりにくい環境を避けよう

口の動きに注目して聞く

　顔の動きや口唇などの動きは，大切な情報を伝えています．お互いに，相手の顔をみて話しをすると，感情だけでなく，口唇の動きなどから発話の内容を理解する手がかりが得られることが多いです．聞き取りにくい時こそ，口元の動きに注目して聞いてみてください．

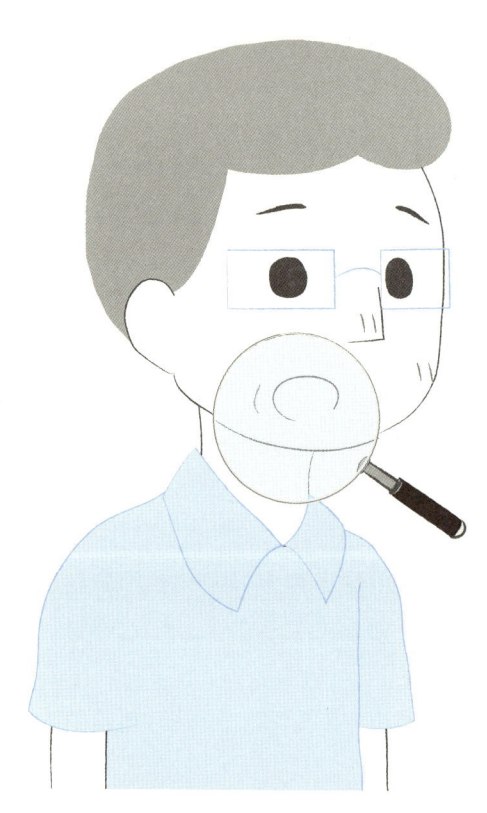

口の動きに注目して聞く

最初にトピックを短くいってもらう

　「何について話すのか？」，会話のはじめにそのトピックを短くいってもらうと，聞き手にとっても構えができ，内容も推測しながら聞きやすくなります．会話の中で話題がわからなくなった場合，聞き手から，何について話しているかを改めて尋ねることも一つです．

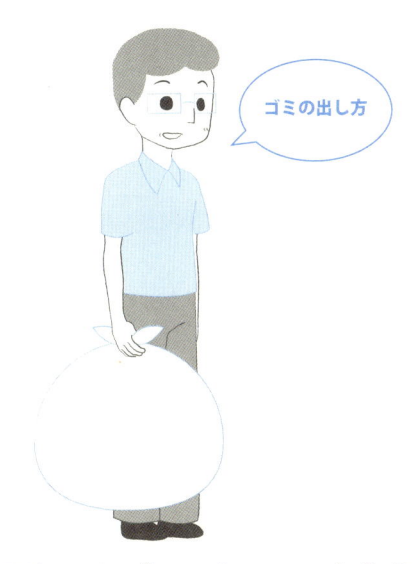

最初にトピックをいってもらう

ゆっくり話してもらう・区切って話してもらう

　運動障害性構音障害では，長い発話になるほどスピードが速くなったり，言葉の不明瞭さが増してしまったりすることがあります．周囲が速く話せば，話し手もつられてスピードが速くなり，緊張しやすくなります．リラックスして話せるよう，まず周囲が落ち着いてゆっくり話しかけることが大切です．また，話し手にも大事な話題はゆっくり区切って話してもらうと，一つひとつの言葉が明瞭になり，伝わりやすくなります．

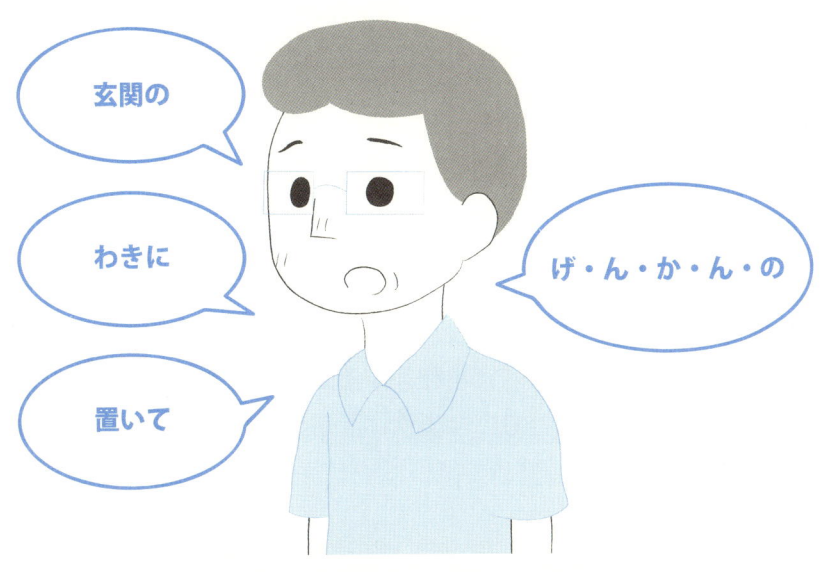

ゆっくり区切って話してもらう

わかったところを伝え，わからなかった部分を正直に伝える

　聞き返す時の上手な方法は，わかったところを伝えるとともに，わからなかったところをはっきりさせて聞くことです．「え？」「何？」と，ただ漠然と聞き返してしまうと，話し手はまたいちから同じことを話さなくてはならなくなり，負担が増えてしまいます．また，伝えようという気持ちも傷ついてしまいます．「いつ」「どこで」「何を」「どうした」など，答え方が楽になるように工夫して聞くとやりとりが円滑に進みやすくなります．

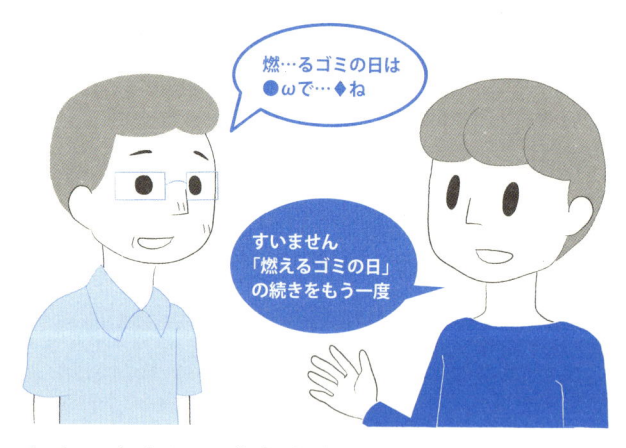

わかったところを伝えたうえで，わからないところを聞こう

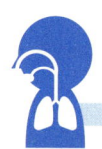

紙に書いてもらう

　文字を書くことができる場合，大事なことは紙に書いてもらうと確実です．お互いの話している内容を整理することができて，またメモとして残ると後から確認することもできます．話し手と聞き手の双方が積極的に使うとよいでしょう．

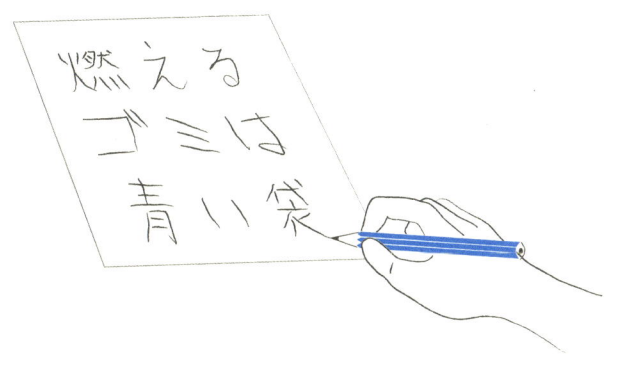

紙に書いてもらう

その人の背景を知り推測する

　相手の性格や生活，職業や趣味などの社会背景を知ることも，話し手がどんな内容を話そうとしているかを推測する手がかりになります．「最近体調が悪い」「趣味が囲碁」「こんな仕事をしていた」など，相手の背景をあらかじめ知っていると，やりとりが進みやすくなり，また話し手も安心して話せるようになります．まず「相手を知ろう，わかろう」とする気持ちが大切です．

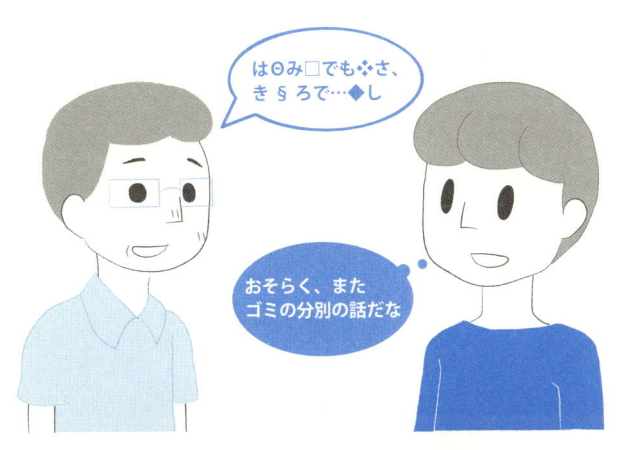

その人の背景を知り，推測する

話し言葉以外でも伝えられる

5. コミュニケーションを助ける道具

　症状が重く，話し言葉だけでは十分に伝えることが難しい場合には，補助手段が必要となることもあります．身体を動かすことが難しい人には，視線を動かしたり機械を用いたりして伝え合う方法もあります．

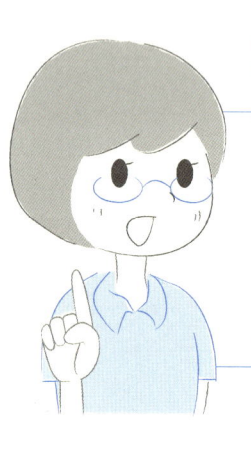

ポイント！

1. 身近なものから特別な機器を使うものまでさまざまある
2. 運動障害の程度に合わせて手段を選択
3. 本人だけでなく周りも使えるようになる

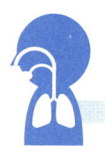

音声でのコミュニケーションが困難な場合

　構音障害が重度の場合，音声言語によるコミュニケーションができなくなることがあります．構音障害が重度の人は，身体にも重度の運動障害を合併している場合が多く，意志を伝えることができないと，介護者から一方的な介護を受けることになる可能性もあります．
　このような場合，身体の運動障害に対応した方法で，音声言語以外のコミュニケーション方法をとることを検討します．

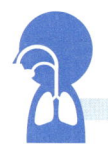

コミュニケーションを助ける道具

　話し言葉で伝わらない時にさっと取り出して文字を書いて示すためのメモ帳と鉛筆は身近で便利な道具です．文字を書くことも難しい場合には，指さしで言葉を指し示すようにした文字盤を持ち歩くことも有効でしょう．言葉や文章を入力して音声を出してくれる機械もあります．どこにで

もある紙と鉛筆からコンピュータのような機器まで，さまざまな道具があります．その人の運動機能に合った道具を選び，周りの人もその道具についてよく理解することで，構音障害が重度の人ともより豊かなコミュニケーションがとれるようになります．

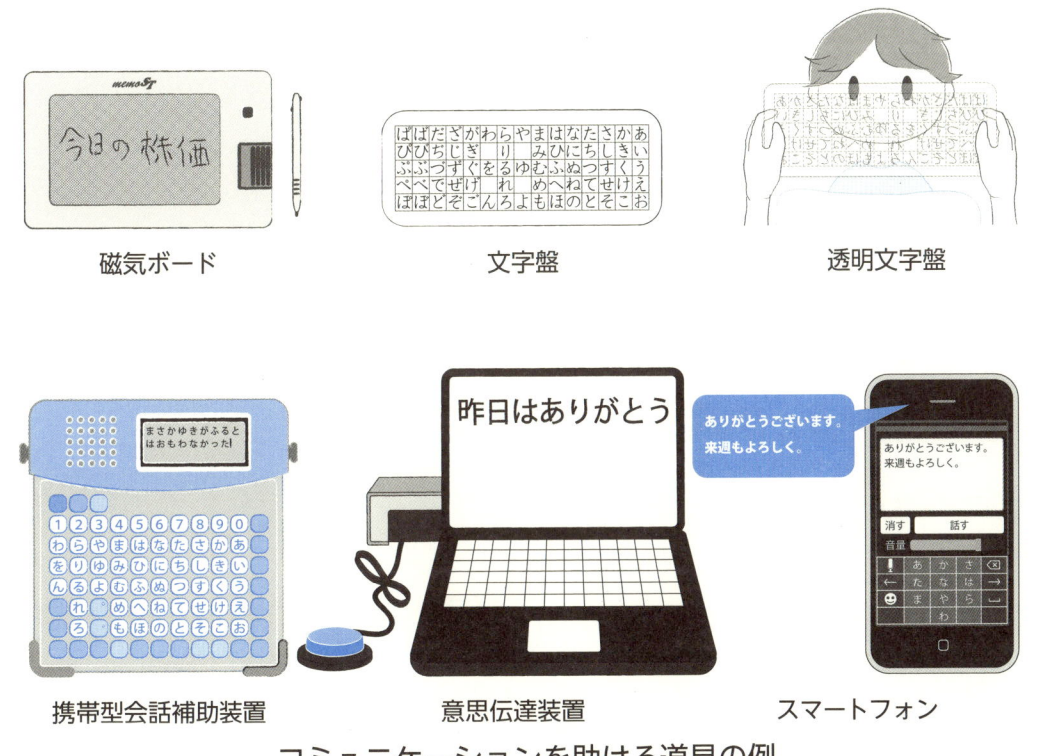

磁気ボード　　　　文字盤　　　　透明文字盤

携帯型会話補助装置　　　意思伝達装置　　　スマートフォン

コミュニケーションを助ける道具の例

検査法や測定機器の紹介

6. 構音障害の評価

構音障害は，どのような手順で評価・診断がされるのでしょうか．

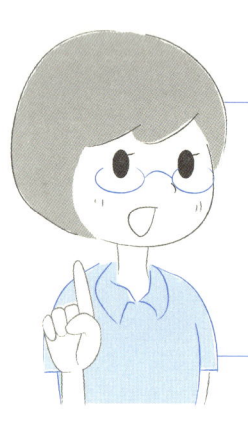

ポイント！

1. 言語聴覚士が用いる検査
2. 構音とともに発声発語器官の機能などの評価
3. 機器を用いて行う

言語聴覚士の臨床で用いられる検査

1. 標準ディサースリア検査

　標準ディサースリア検査（AMSD：Assessment of Motor Speech for Dysarthria）は，構音障害の総合的な検査で，①一般的情報の収集，②発話の検査，③発声発語器官検査の3項目からなります．

　①一般的情報の収集：氏名，年齢，疾患名などの基本情報をまとめる項目です．また，日常生活が自立しているか，家族背景はどうかといった情報を整理することで患者の全体像を把握します．

　②発話の検査：話し言葉の状態をまとめる項目です．話し言葉全体の明瞭さ（発話の明瞭度）や，抑揚などの自然さ（発話の自然度），また発話の速さを評価します．発話特徴は，声の高さや速度の変動がないかなど19項目からなり4段階に点数化してグラフにします．構音障害のタイプごとに発話特徴のグラフに差がみられます．

　③発声発語器官検査：構音に関わる器官の運動機能を評価する項目です．舌や口唇といった部位ごとに運動範囲，反復運動の速度，筋力の

3点を検査します．また，呼吸機能，発声機能，鼻咽腔閉鎖機能も検査します．29項目を4段階に点数化しグラフにします．前述の「②発話の検査」と同様に構音障害のタイプごとにグラフに差がみられます．

2. 麻痺性構音障害評価表

構音障害の特徴を捉えるために，実際の話し言葉を評価する検査です．2分以内の会話の様子や文章の音読などのサンプルを聞いて25項目を評価します．第1～23項目は，話し言葉の要素を分析的に表したもので，①声質，②声の高さ・大きさ，③話す速さ，④話し方，⑤共鳴・構音の5つに分かれます．また，残りの項目は全体的な評価となり，第24項目は話の調子の不自然さを表す異常度，第25項目は構音の明瞭さを表す明瞭度です．それぞれ5段階で評価します．評価の基準となる発話サンプルを収めたテープがあり，基準に従い評価するようになっています．なお，麻痺性構音障害とは運動障害性構音障害と同じ意味の用語です．

3. 新版構音検査

構音の誤りを系統的に調べることができる検査です．①会話の観察，②単語検査，③音節検査，④音検査，⑤文章検査，⑥構音類似運動検査，⑦単語検査まとめ1・2，⑧結果の分析とまとめの8つに分かれています．その中でも単語検査が最もよく用いられます．絵カードをみながら単語をいってもらい構音を評価します．50語の単語からなり，日本語で使われる音がほぼ含まれ，構音をもれなく評価することができます．また，絵でみてわかりやすい単語が使われており，幼児から検査可能です．小児の言語臨床でよく用いられています．

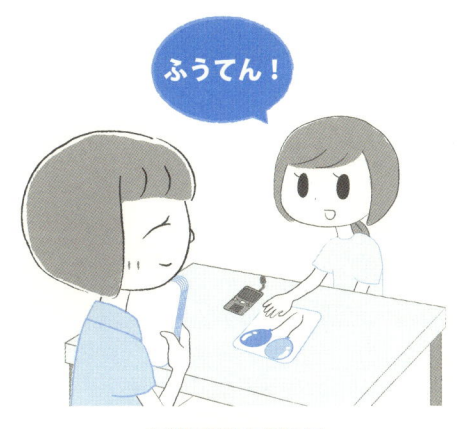

新版構音検査

機器を使った検査

　機器を使った検査は，言語聴覚士のほかに医師や臨床検査技師が行う場合があります．具体的には，①呼吸機能の検査(呼吸筋力計，ピークフローメータ)，②発声機能の検査（喉頭ファイバースコープ，喉頭ストロボスコープ，電気グロトグラフィー，音響解析装置），③鼻咽腔閉鎖機能の検査（ナゾメータ），④口腔・構音機能の検査（超音波エコー検査，エレクトロパラトグラフィ）などがあります．

言語聴覚士が行う

7. 構音障害のリハビリテーション

　構音障害に対するリハビリテーションでは，どのようなことを行うのでしょうか．

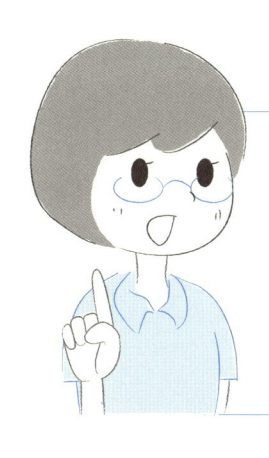

ポイント！

1. 「呼吸」「発声」「構音・共鳴」に対しての訓練
2. 構音そのものを改善する訓練と伝わりやすい話し方の訓練
3. 代替コミュニケーション手段

呼吸に対する訓練

　体幹の伸展・屈曲・回旋運動を行うことで，体幹の運動範囲を広げ，呼吸がより深くできるように促します．自分で行う場合と，言語聴覚士が動きを介助しながら行う場合があります．また，呼吸時の胸郭の運動を直接介助することもあります（スクイージング）．

　ほかにも，呼吸する時に使う筋力を強化するために抵抗を加えながら呼吸をする訓練を行うこともあります．例として，背臥位（あおむけ）で腹部に重りをのせたり，言語聴覚士が腹部や胸郭の動きに抵抗を加えたりした状態で息を吸うなどします．また，ストローやラッパなどを使い強く息を吹く訓練をします．

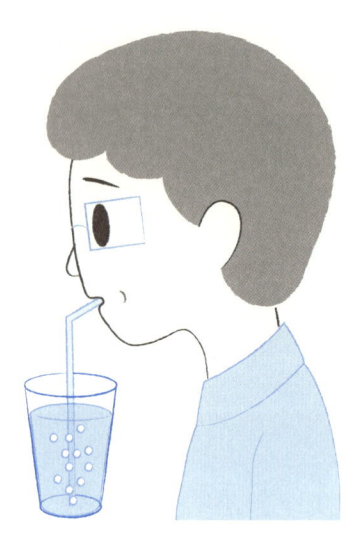

ブローイング訓練

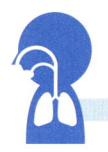

発声に対する訓練

　声帯が過緊張でのどを詰めたような発声になる時は，軟らかく発声を始めたり（軟起声発声），あくびやため息をつくように発声したりすることにより，声帯の緊張を和らげ，よい声が出るように練習します．逆に声帯に運動麻痺があり，弱くて息が抜けるような発声になる時は，力を入れて発声したり（硬起声発声），壁を押しながら力を入れて発声したり（プッシング法）する方法があります．そのほかにも，のどぼとけを手で左右に動かすことにより声帯の緊張を緩める，咀嚼動作などを行い顔面や頸部の筋肉をリラックスさせて発声がしやすいようにするなどの訓練があります．

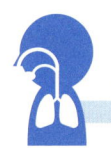

共鳴・構音に対する訓練

　構音の訓練は，舌や口唇の基本的な動きを練習する方法と実際の構音運動を練習する方法があります．麻痺が重度の場合，言語聴覚士がゆっくりと引っ張るなど介助して動かすことから始めます．自分である程度，舌や口唇を動かせる場合はしっかりと動かすように意識して運動を行います．また，筋力をつけるために抵抗運動を行うこともあります．構音の訓練は，単音（1音）から開始します．単音の訓練は，例えば「た」であれば，舌

の先と前歯の裏の歯茎が接するなど，発音の方法を意識させながら構音動作を練習する方法や，構音類似動作（「ふ」→何か吹くような動作をする）などから構音を練習する方法などがあります．単音でうまく構音ができるようになったら2音や3音といった複数音節で練習し，次に単語に進みます．挨拶や自分の名前など，よく使う身近な言葉は訓練の早期から取り入れます．そして，短文，文章というように徐々に長くして練習を行っていきます．

　もう一つの方法として発話の調整法があります．特に障害が重度の場合には，練習しても明瞭な構音が習得できないことがあります．その場合，文節ごとに区切る発話（フレージング法）や一音ごとに指折りをして発話速度を調整する方法（モーラ指折り法）などを用いて発話全体の明瞭度を向上させる訓練をします．

その他のリハビリテーション

　よりよいコミュニケーションのために，先ほど述べた代替コミュニケーション手段を紹介したり，使う練習をしたりする場合があります．また，歯科医師と相談し舌接触補助床（PAP：Palatal Augmentation Prosthesis）などの義歯に似た装置を口腔内に入れることにより，構音動作を補助できることがあります．歯科医師と言語聴覚士が協力して構音訓練をしながら装置の調整をしていきます．

構音障害の具体的なイメージをもつために

8. 事例（構音障害）

Aさん（80歳代，男性）
障害名：運動障害性構音障害
原因疾患：脳梗塞（右放線冠と左基底核）

Bさん（60歳代，女性）
障害名：器質性構音障害
原因疾患：舌癌

Aさんの病前の生活

心筋梗塞，腹部大動脈瘤破裂術後，前立腺癌，糖尿病などの既往がありますが，自宅で家族と暮らし，自分のことは自分でしていました．

Aさんの発症時の様子

ある朝起床した時に，普段のように体が動かせないことに気づきました．その後，左手にしびれ感が生じ，しびれ感は出たり消えたりを繰り返しました．言葉がこもったように感じ，話し方が緩慢であることに家族が気づき，同日の夜に救急病院を受診し，頭部のMRIにて脳梗塞と診断されました．

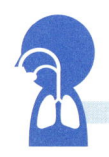

Aさんの構音の評価

発話速度が遅く，全体に鼻に漏れた声（開鼻声）で子音は不明瞭，声量も小さく，口を開けないでぼそぼそ話し，発話の内容は聞き手が話題を知っていればわかるレベルでした．構音器官の運動では，発声の時に鼻から呼気が漏れないようにする軟口蓋の動きが悪く，舌と口唇の運動範囲は低下していませんが，動きのスピードは低下していました．ゆっくり話せば，舌や口唇は正しい構音の動きができることがわかりました．不明瞭さの最大の原因は，開鼻声であると思われました．

Aさんのリハビリテーション

　発声した時に軟口蓋が上がる感じをつかむため，言語聴覚士が舌圧子という道具で口の中から軟口蓋を押し上げながら「あー」と発音してもらいました．まったく動かないわけではないのですが，鼻から息が漏れないように十分に挙上させるためには力を入れて発音する必要がありました．力を入れて呼気をしっかり出すために，口の前にティッシュをかざして，ティッシュが大きく動くように「ふー」っと吹く練習もしました．口からティッシュまでの距離をだんだん遠くし，30 cm くらいまで離して練習しました．また，本人が弱々しく話した時に，例えば「ば」が「ま」に聞こえやすい，「だ」が「な」に聞こえやすいことを伝えましたが，自分では「ば」「だ」といっているつもりですから，最初はなかなか理解してもらえませんでした．そこで「ばーばーばー」と続けていってもらった声を録音し，聞いてもらいました．最初の勢いがある「ばー」は「ば」に聞こえますが，だんだん息が少なくなって力も弱くなってくると「ま」になっていることを確認してもらいました．普段の会話でも少し強めに力を入れて息をたくさん出して話すように指導し，本人も努力してくれるようになりました．同時に鏡をみて舌を動かす練習も行い，舌の動きも少し速くなりましたが，はっきりと伝わるよう，ゆっくり話すことを心がけてもらいました．

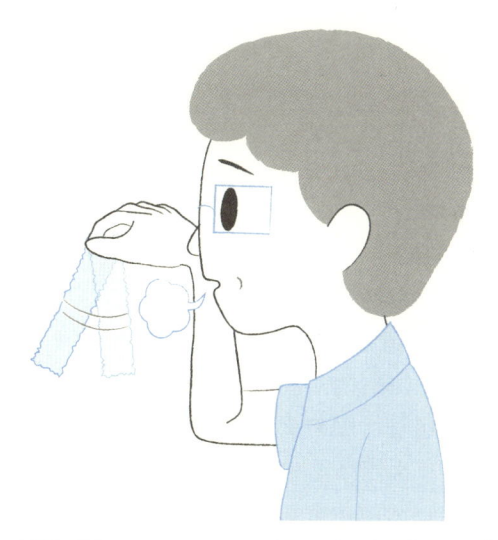

つり下げたティッシュを口をすぼめて吹く

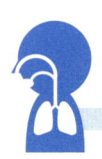

Aさんの退院

　体の麻痺はほとんどなく，構音障害が主症状でしたので2週間ほどで退院となりました．家族も，「最初と比べると，だいぶんいっていることがわかるようになった」と喜んでくれました．退院時には，言語聴覚士から家族に，「軟口蓋の動きが弱くなって鼻に呼気が漏れるためにお話が不明瞭になっています．軟口蓋の動きは改善してきましたが，力を入れて呼気をたくさん使って話すと明瞭度が上がるので，本人が忘れている時には，強く，ゆっくり話すように声をかけてください」と話しました．

Bさんの病前の生活

　ご主人と2人暮らしで家事全般を行っていました．テニスコートの事務所で受付の仕事をしていましたが，入院前に退職されました．友人が多く，おしゃべり好きな明るい性格です．

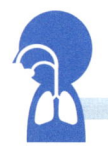

Bさんの病気の発症と治療

　少し前から右耳痛があり，近くの病院から外耳道炎として抗生剤をもらっていました．やがて，食事がとりにくくなり，舌痛，構音障害も出現し，近くの歯科を受診後，舌癌の疑いがあるとして大学病院に紹介されました．精密検査を受けて舌癌が明らかとなり入院し，舌を大きく切除する手術を受けることになりました．しかし，舌を切除すると食べ物は送り込みにくく，また構音も困難になってしまいます．そのため，少しでも多く舌の形を残すように，お腹から腹直筋の一部を取って口の中に移植する，舌の再建術も同時に行われました．ただし，この再建舌はその部分を動かすこともできませんし，感覚もありません．元の舌と同じ働きはできませんが，癌をとったうえで少しでも食べやすく，また話しやすいようにと，大きさや形を工夫して再建されたものです．

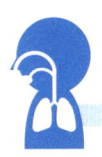

Bさんの構音の評価

　舌の動きをあまり必要としない母音（ア行）やハ行・ヤ行・ワ行音，マ行・パ行・バ行音は比較的に聞きとれますが，舌が口蓋（口の天井）に近づいたり当たったりする必要があるカ行・タ行・サ行音などは非常に不明瞭になっていました．会話では，ときどきわかる語がある程度の明瞭度でした．

Bさんのリハビリテーション

　舌の奥のほうは左半分が残っていましたので，少しでも奥の舌を上げてカ行・ガ行音の構音を改善する練習をしました．まず言語聴覚士が，カ行・ガ行音の構音の動きを説明し，言語聴覚士の行う構音もよくみて理解してもらったうえで，「か」「が」などをいってもらったり，がらがらうがいをするようなつもりで奥の舌を動かす練習をしました．ラ行は，本来は舌の先が口の天井に少し触る音なのですが，舌の中央が天井に近づくだけでもそれらしく聞こえるので，下のアゴを動かして，つまり口の中を少し狭くして再建舌を天井に近づけてラ行音をいうように練習しました．しかし，舌の先を使うサ行・タ行音などは改善する見込みがありません．最初は通じない時は，すべて筆談をされていましたが，それでは非常に時間がかかります．相手が聞き取れない時に，その単語を繰り返しいっても通じないので，聞きとりのヒントをつけていう練習もしました．例えば，「砂糖が欲しい」といって「え？　何が欲しいの？」といわれた時に，ただ「砂糖」と繰り返しても通じませんので，「甘いお砂糖」のように工夫をして伝える練習もしました．
　それでも通じない時には，文章全体を書くのではなく，大事な単語だけを書いてみせるようにともアドバイスし，実際に会話の練習をしました．

ア・マ・イ
オサトウガホシイ

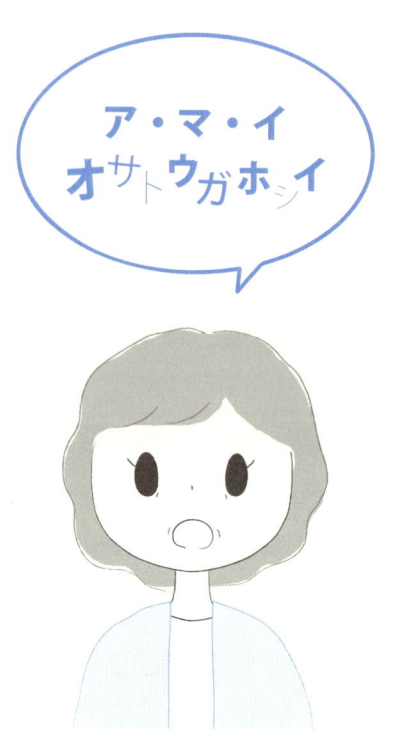

聞きとりのヒントをつけていう

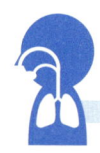

Bさんの退院

　入院中にお見舞いにきた友達とおしゃべりをし，なんとかわかってもらえるという自信をつけました．明るい前向きな性格で，練習や工夫も一生懸命で，障害があっても引きこもってしまうのではなく，積極的に周りの人とコミュニケーションをとっていました．構音だけでなく，もちろん食べ物を噛むことも，のどに送り込むことにも問題がありましたが，液体の栄養剤と料理をミキサーにかけた食事で，栄養もしっかりとれるようになり，退院しました．家では自分で料理を行い，ご主人のご飯をつくって，その中から自分の分も食べられるようにアレンジして食べているそうです．

Column 喉頭摘出者の代替発声

　喉頭がん，下咽頭がんなどの病気により，声帯を含む喉頭を手術で摘出しなければならない場合があります．首の前面に永久気管孔という穴をつくり，呼吸はここからします．口から食事はできますが，鼻や口から息を吸ったり吐いたりすることはできなくなり，また声帯もなくなりますから，発声はできなくなります．

　このような場合，代わりの声を出す方法がいくつかあります．代表的な3つの方法を紹介します．

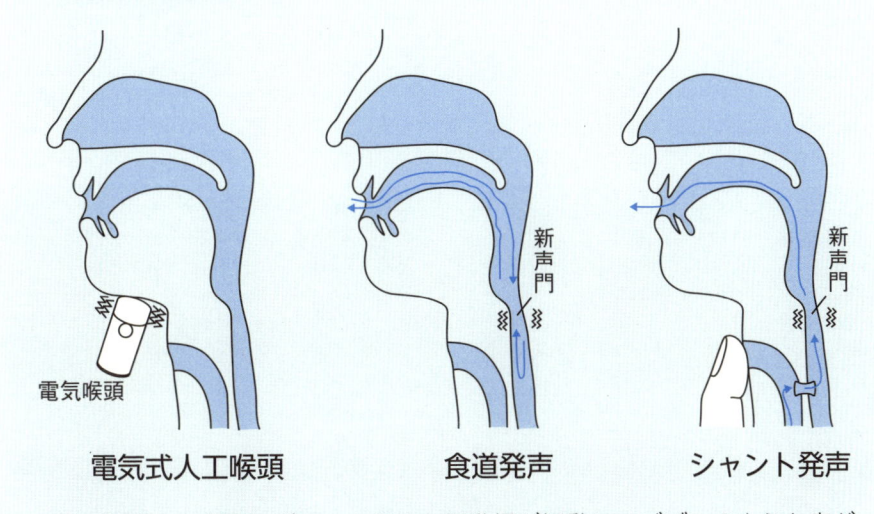

電気式人工喉頭　　　食道発声　　　シャント発声

①電気式人工喉頭：ボタンを押すと振動板が振動してブザーのような音が出る機械をアゴの下にあて，振動音を口の中に響かせて，あとはしっかり口や舌を動かして構音することで話すことができます．比較的簡単に使えますが，抑揚のない電気的な声になります．

②食道発声：口や鼻から空気を食道に取り入れて，素早く口から出すことで食道の粘膜を振るわせ，声の代わりにします．何も使わず自然に近い声ですが，他の方法よりも練習が必要です．

③シャント発声：気管とそのすぐ後ろにある食道の間に小さな穴を開け，その穴に気管側から食道側へのみ流れる一方向の弁がついた短い管を入れ，肺からの空気を食道側へ流して食道を振るわせて声の代わりにします．最初は内視鏡的な手術で管を入れ，その後も数カ月に1度は外来で入れ替える必要があります．気管孔を手で押さえて話しますが，比較的簡単に声がでるようになり，自然に近い話し方ができます．

　いずれの方法にも一長一短があり，自分に合った方法を選ぶとよいでしょう．喉頭摘出者の患者会でも，それらの方法を練習しています．喉頭摘出の患者は，言語聴覚士の指導を受けたり，患者会に入ったりして第2の声を習得しています．

第4章

失語症

言語がうまく使えない

1. 失語症とは

　失語症という言葉を聞いたことはありますか？　ここでは，失語症の基本について確認しましょう．

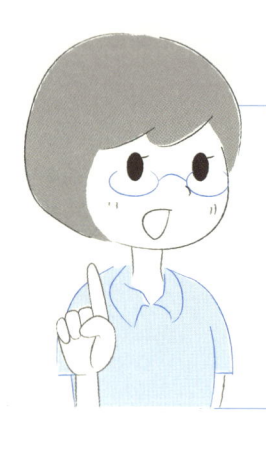

ポイント！

1. 言葉を失ったのではなくうまく使えない状態
2. 話す・聞く・読む・書くすべての側面に障害
3. 主な原因は，脳卒中

失語症とは

　失語症とは，大脳の言語野が損傷されることによって一度獲得した言語（日本語，英語など）を使用することが困難になった状態をいいます．

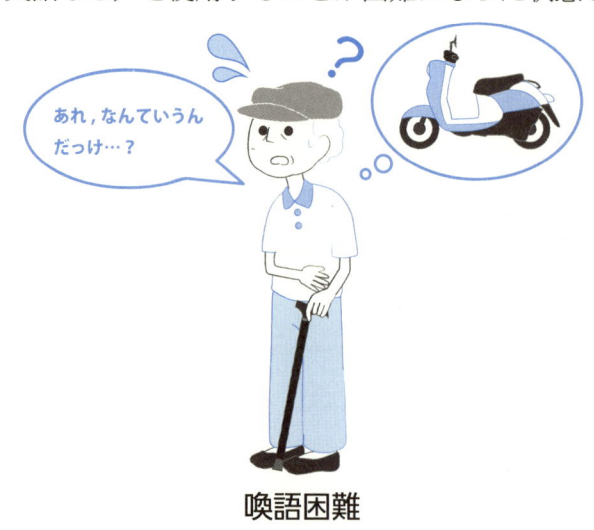

あれ，なんていうんだっけ…？

喚語困難

失語症になると考えていることを言葉にしたり，言葉を理解することが困難になります．

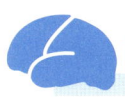

話すことだけでなく，言語のすべての側面が困難となる

失語症は，話すことだけが困難であると思われがちですが，失語症になると程度の差こそあれ，「話す・聞く・読む・書く」といった言語のすべての側面が困難となります．また，同時に計算をすることにも障害が現れます．

どの側面に，どの程度の障害が現れるかは，損傷を受けた脳の場所や損傷の大きさによって異なるため，障害の現れ方は人によって千差万別です．

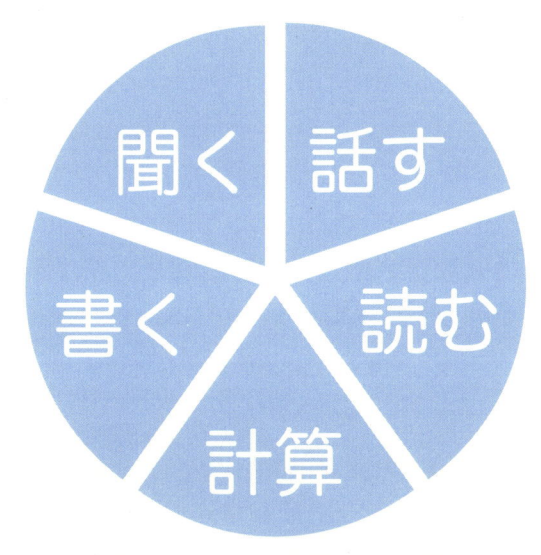

失語症によって困難になる側面

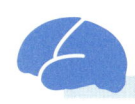

脳の構造，言語野

大脳は，前頭葉，側頭葉，頭頂葉，後頭葉に分けられます．前頭葉と側頭葉には，それぞれブローカ野（運動言語中枢）とウェルニッケ野（感覚言語中枢）という2つの言語野があり，ここは言語に関わる機能をつかさどっているといわれています．例えば脳卒中などで，この言語野が障害されると，失語症が現れます．

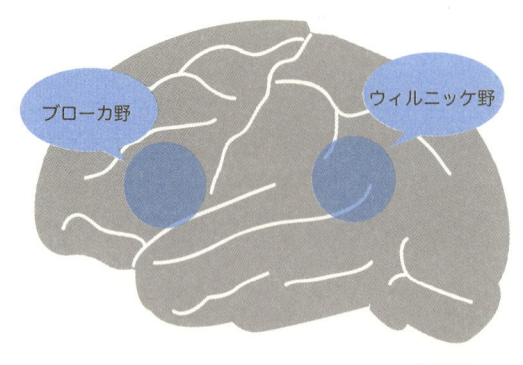

左大脳半球を横からみたところ．言語野は，右利きの人の場合，ほとんど（95%以上）が左大脳半球にあり，右利きではない人の場合も，2/3以上が左大脳半球にあるといわれています

言語野

原因の9割は脳卒中（脳血管障害）

　失語症を引き起こす脳の疾患としては，脳卒中，脳外傷や脳腫瘍，変性疾患など，さまざまなものがあります．失語症を引き起こす代表的な疾患は，なんといっても脳卒中であり，失語症の原因疾患のうち約9割を占めています．

　脳卒中の代表的なものには，脳梗塞，脳出血，クモ膜下出血があります．これらは，脳に酸素や栄養を送っている脳の血管が破れたり（脳内出血），詰まったりして（脳梗塞），血液が脳の先まで届かず脳細胞の一部が壊死する状態で，脳の働きに支障を生じます．

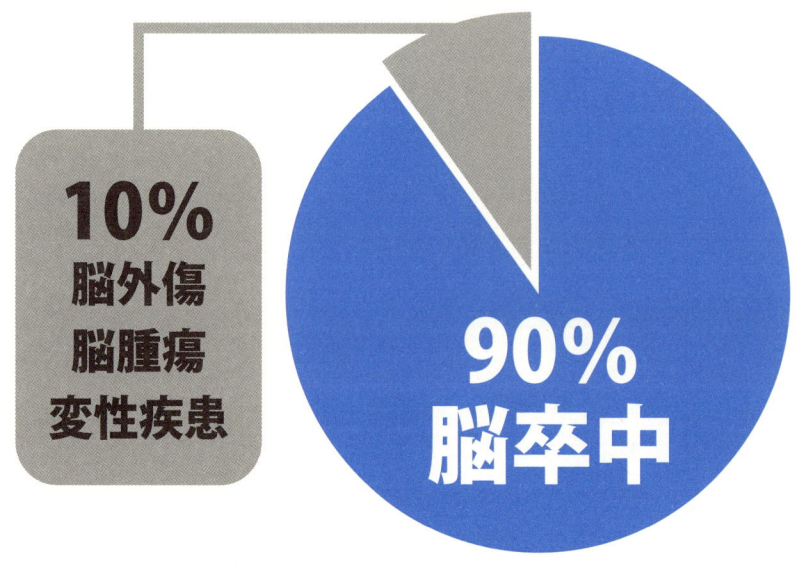

10% 脳外傷 脳腫瘍 変性疾患

90% 脳卒中

失語症の原因疾患

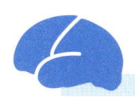

まるで外国にいるような状態（実際に困ること）

　失語症がどのような状態なのかイメージすることは，とても難しいものです．私たちが体験できるものに置き換えるとすると，外国旅行があてはまります．例えば，言葉の知らない国に行ったと想像してみましょう．相手のいっていることが理解できず，自分のいいたいことがあっても伝える言葉が出てこないのです．とてももどかしい気持ちになると想像できます．

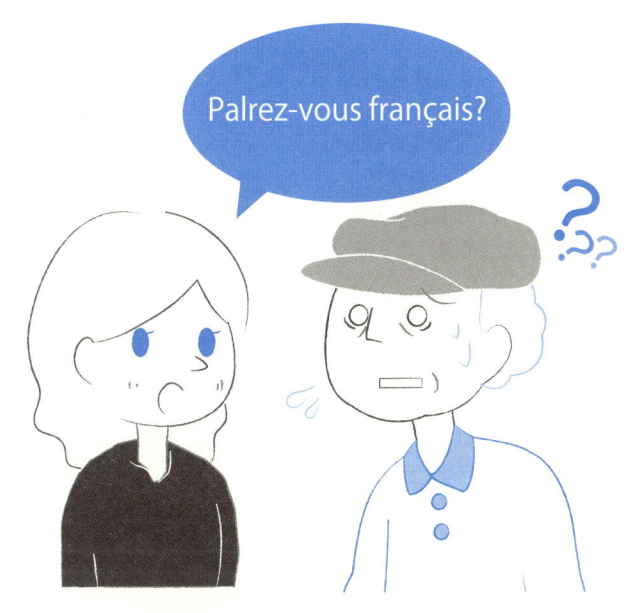

まるで外国にいるような状態

どんな症状が出るの？

2. 失語症の症状

　失語症の症状は実にさまざまです．ここでは「話す・聞く・読む・書く」における個々の症状を説明します．

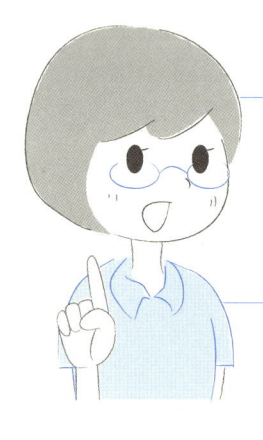

ポイント！

1．症状や重症度は人によってさまざま
2．喚語困難は程度の差こそあれ必発
3．言語機能以外の面は保たれている

話す

身近な物の名前が出てこない（喚語困難）
　身近な物や人の名前がいいたいのに出てこないなど，考えやイメージを言葉に置き換えることが難しい状態のことです．専門的には，喚語困難と

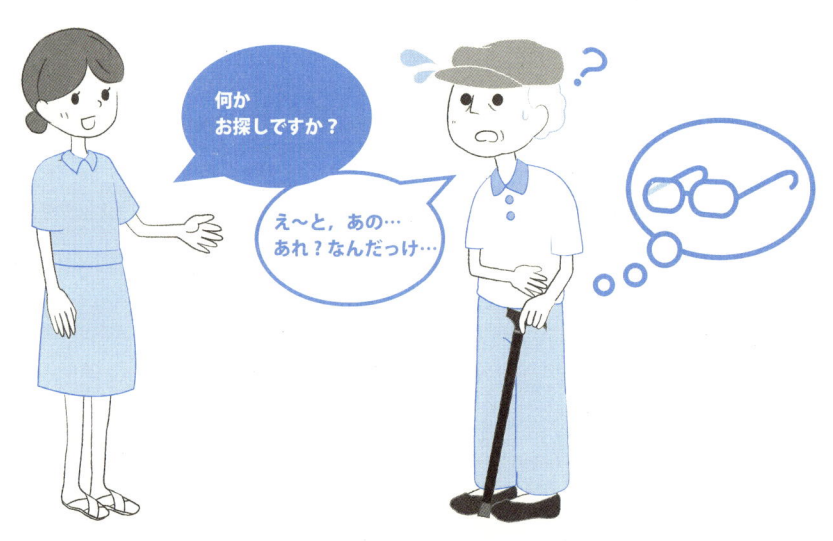

何かお探しですか？

え〜と，あの…あれ？なんだっけ…

身近な物の名前が出てこない

呼ばれます．失語症がある人であれば，程度の差こそあれ必ずみられるもので，伝えたいことのイメージは浮かんでいるのに言語化できないため，ストレスの原因となります．

考えていることと違う言葉をいってしまう（語性錯語）

「そば」というつもりなのに「うどん」といってしまうなど，実際に考えていることとは違う言葉をいってしまう症状です．語性錯語と呼ばれます．

失語症がある人は間違っていることに気づかないことも多いため，誤解を生じさせる原因にもなります．

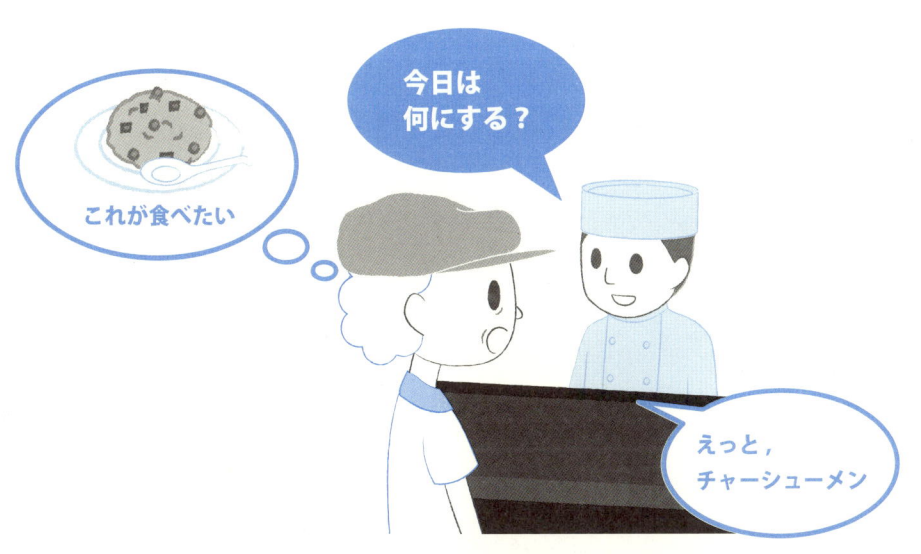

考えていることと違う言葉をいってしまう

いいたい音と違う音をいってしまう（音韻性錯語）

言葉の中の一部の音が別の音に変わってしまったり，隣り合う前後の音が入れ替わってしまう症状です．こちらは音韻性錯語と呼ばれます．

言い誤りに気づき言いなおそうとする場合もあります．また音韻性錯語が繰り返されてしまい，なかなか正しい単語を話すことができず，苦しい思いをされる場合も少なくありません．

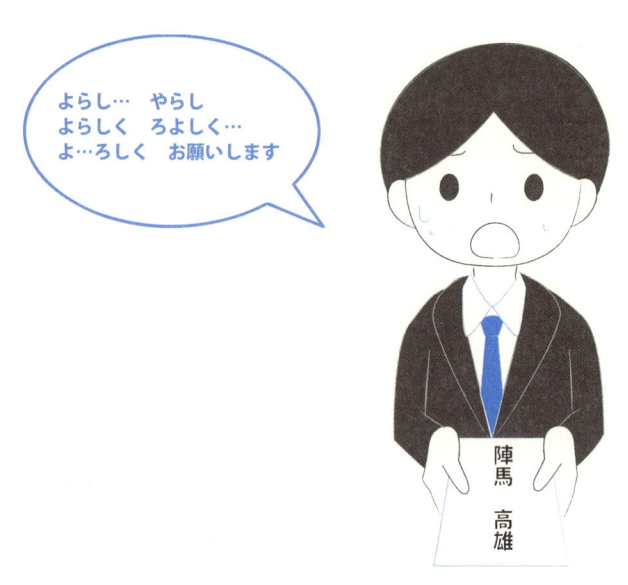

いいたい音と違う音をいってしまう

文法的に正しい文をつくることができない（文法障害）

　単語は思い出すことができていても，単語をつなげて文法的に正しい文をつくることができない場合があります．「昨日　東京ドーム　野球　みた」のように，「を」「が」といった助詞が抜けた文（失文法）を話したり，あるいは「昨日が東京ドームに野球がみた」のように，誤った助詞を挿入してしまう症状（錯文法）もあります．

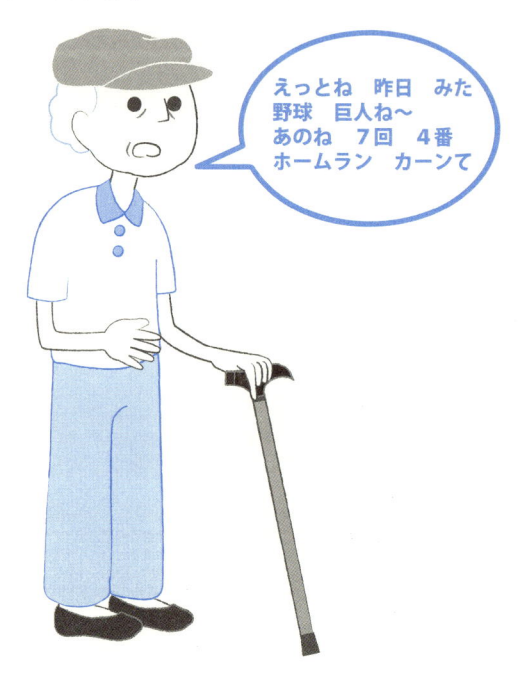

文法的に正しい文をつくることができない

まったく意味をなさない言葉を話す（ジャルゴン）

　聞き手が理解できない発話をジャルゴンと呼びます．ジャルゴンには，例えば「クニタリタ」のような辞書にない誤った言葉ばかりで，まったく意味をなさない場合と，状況には無関係な言葉ばかりで理解できないものがあります．書きとることもできない，不明瞭な言葉がつらつらとつながるジャルゴンもあります．

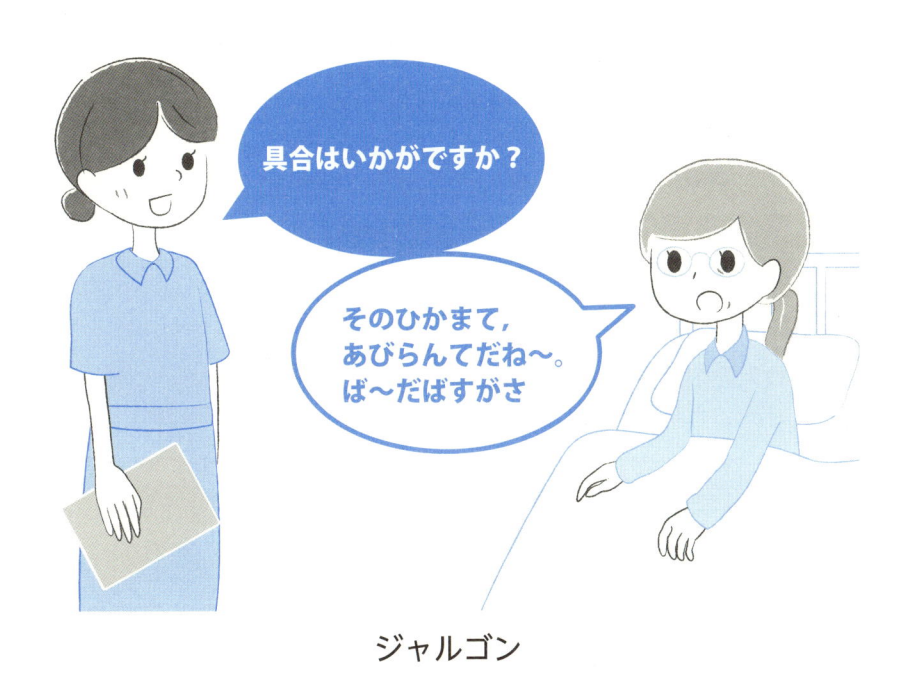

具合はいかがですか？

そのひかまて，あびらんてだね〜．ば〜だばすがさ

ジャルゴン

一度いった言葉が繰り返し出現する（保続）

　一度口にした言葉が，自分の意図とは関係なく繰り返し出現する場合があります．自分のいいたい言葉は別にあるのに，一度いった言葉がその代わりに出現するため，聞き手に誤解を与える可能性があります．

　不適切に連続して繰り返される場合と，前に口にした言葉が，質問が変わった後でも同様に繰り返される場合があります．

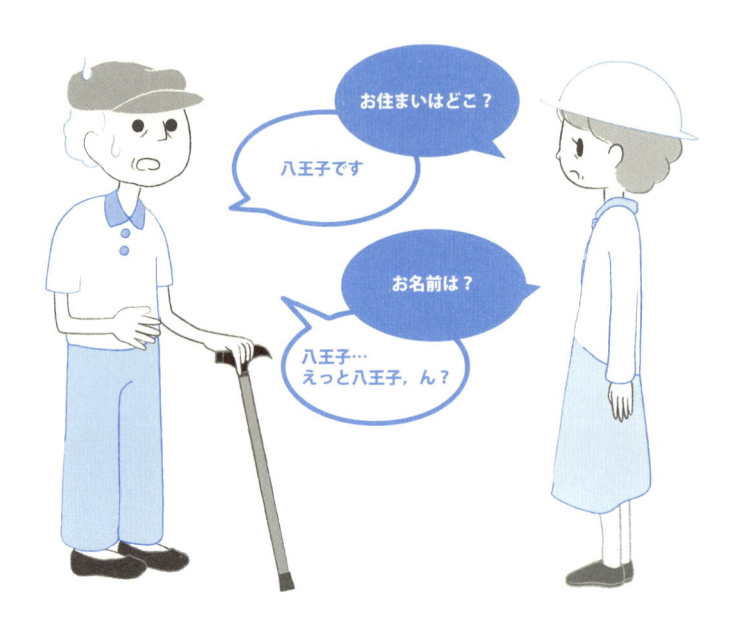

一度いった言葉が繰り返し出現する

決まった言葉だけが出てくる（再帰性発話（さいきせいはつわ））

　重度の失語症では，何も話すことができないのに，決まった音（例えば，「タン」）や決まった言葉（例えば，「ジューマンエン」）だけを滑らかに繰り返し話すことがあり，この残された言葉を再帰性発話といいます．

　たとえ，決まった音や言葉しか話せなくても，イントネーションの上げ下げを利用して，自分の意図をある程度伝えることができる場合があります．

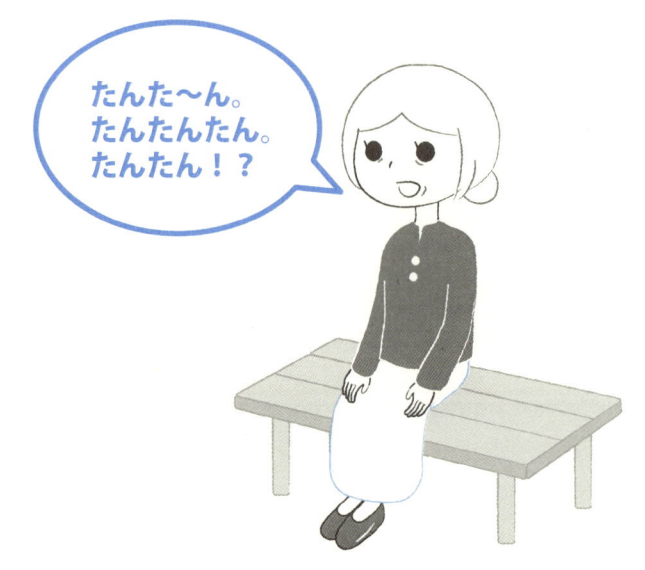

再帰性発話

発話の障害—重症度別

　発話におけるさまざまな症状を説明しましたが，前述にあげた症状のすべてが一人の人に現れるわけではありません．喚語困難や錯語に関しては，程度の差こそあれ，失語症がある人であれば，ほぼ全員に認められますが，その他の症状に関しては脳の損傷した場所や大きさによって現れたり現れなかったりします．

　失語症の障害は，それぞれの症状が組み合わさることにより個人個人で異なったものになります．発話の障害の重症度をおおまかにみると，次のようになります．

発話の障害の重症度

軽
1. 筋道を立てて，正しく速やかに文章を展開できる．
2. 筋道を立てて話を展開できるが，ときどき，いいよどみやいい間違いがある．
3. 個々の事実は伝えられるが，筋道を立てて話を展開するのは難しい．

中
4. 何を伝えようとしているかは，概ね理解できるが，細かいことは伝わらない．
5. 話題に関連した単語が出てくることがあるが，何を伝えようとしているか類推することは難しい．

重
6. 挨拶を言い返すことがある．自分でいえるのは相づち程度．
7. 意味のある言葉は，まったく話せない．

聞　く

耳は聞こえるが言葉が聞きとれない（語音認知障害）

　話し言葉を構成している語音が聞きとれなくなる障害を語音認知障害といいます．人の話し声が雑音や外国語のように聞こえて，言葉として聞きとることができなくなる障害です．

　語音認知障害は，流暢性失語に伴いやすく，重度に聴理解の障害をもたらすことが多いです．また，この症状は難聴ではありませんので，大きな声で話しかける必要はありません．

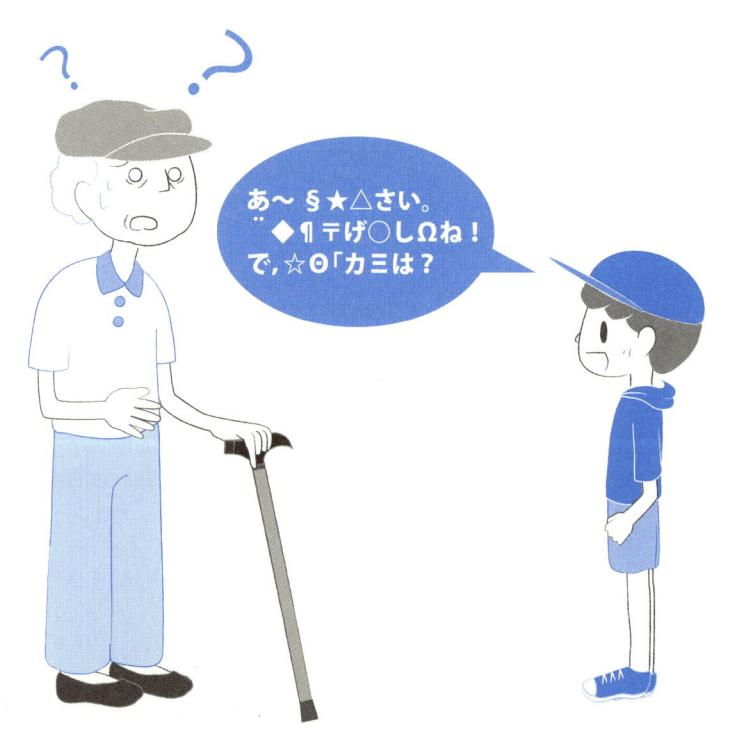

耳は聞こえるが言葉が聞きとれない

言葉を聞きとれても意味が理解できない（語義理解障害）

　「お名前は？」と聞かれた際に，「お名前って何ですか」と聞き返すなど，言葉は聞きとれているのにもかかわらず，言葉の意味が理解できない症状です．

　「バナナ」といわれたのに，「みかん」のことであると思ってしまうなど，似ているものに意味を取り違えてしまう場合もあります．

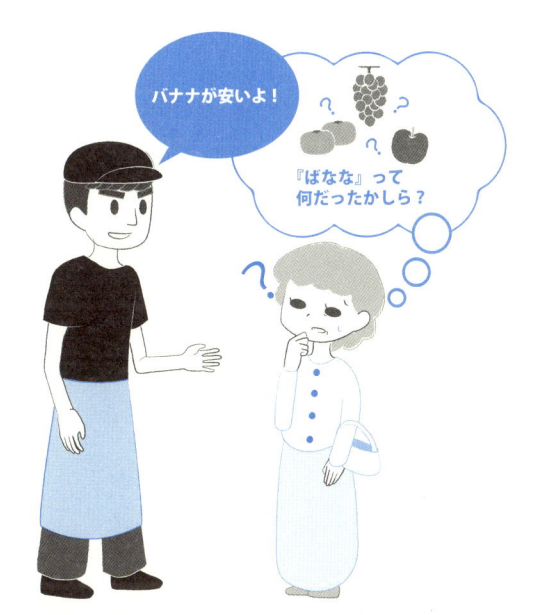

言葉を聞きとれても意味が理解できない

一度にたくさんの言葉をいわれても理解できない

　誰でも，一度にたくさんのことをいわれては理解できません．言葉の情報量は，人の理解のしやすさに大きな影響を与えます．健常者では，一度に7つ程度の情報を処理することができますが，失語症の場合では1つか，2つ程度の情報の処理がやっとであるということが珍しくありません．

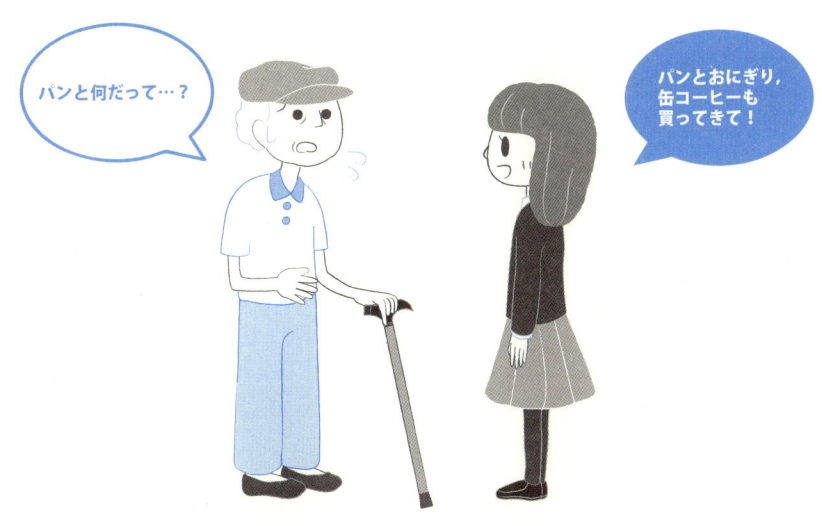

一度にたくさん理解できない

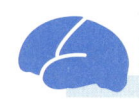

聴理解の障害―重症度別

　聞いて理解することの障害についても，前述で述べたように症状にはいくつかの側面があります．

　聴理解の障害については，周りの人からは気がつかれないことも多く，その重症度もわかりにくいものです．しかし，聴理解の障害も程度の差はありますが，すべての失語症がある人に認められるものです．

　軽度の失語症の人では，日常会話などの理解はまったく問題ないこともありますが，長く複雑なことをいわれるとついていけず，仕事をする際などに問題となる場合があります．

聴理解の障害の重症度

軽
1．長い文がいくつか続いても問題なく理解できる．
2．長い文がいくつか続いても理解できるが，ときとして聞き違いがある．
3．短い文は理解できるが，長い文は，ときとして聞き誤る．文がいくつも続くと，おおまかな内容しかわからない．

中
4．短い文（2〜3語文）は理解できる．長い文（4語文以上）になるとわからなくなる．
5．単語の意味がわかる．短い文が漠然とわかる．
6．単語の意味が漠然とだがわかる．

重
7．まったく理解できない．

読　む

文字や文章をみても意味が理解できない

　失語症では，言葉を聞いて理解することが困難であると同時に，書かれた言葉を理解することも困難になります．また，文字や文章をうまく音読できなくなる場合や，たとえ音読ができても，その意味が理解できない場合があります．

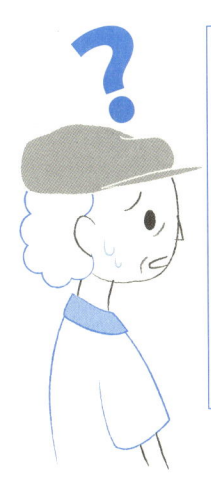

文字や文章をみても意味が理解できない

読解の障害―重症度別

　読解の障害の重症度は，聴理解の重症度に対応する場合がほとんどですが，まれにそうではない場合もあります．

　仮に，読解と聴理解の障害の程度が同じくらいであったとしても，文字で提示されたメッセージはゆっくりと考えて理解することができるので，ただ言葉を聞くのみよりも，文字を読むほうが理解は促されやすいでしょう．

読解の障害の重症度

軽
1．長い文章が続いても問題なく理解できる．
2．長い文章が続いても理解できるが，ときとして読み誤りがある．あるいは，読みとるのに時間がかかる．
3．文が理解できるが，長い文は，ときとして読み誤る．文がいくつも続くと，おおまかな内容しかわからない．

中
4．短い文（2〜3語文）は理解できる．長い文（4語文以上）になるとわからなくなる．
5．単語（漢字・仮名）の意味がわかる．短い文が漠然とわかる．
6．単語（漢字）の意味が漠然とだがわかる．

重
7．まったく理解できない．

書く

書きたい文字を思い出せない（文字想起困難）

　失語症では，身近な物の名前が出てこない（喚語困難）症状が，文字として表わせないことにもつながります．また，たとえ言葉でいうことができても，文字として書くことができない場合もあります（文字想起困難）．誰にとっても文字を書くことは，話すよりも難しい課題ですから，失語症では文字を想起することは言葉の音を想起するよりもさらに難しい場合が多いのです．

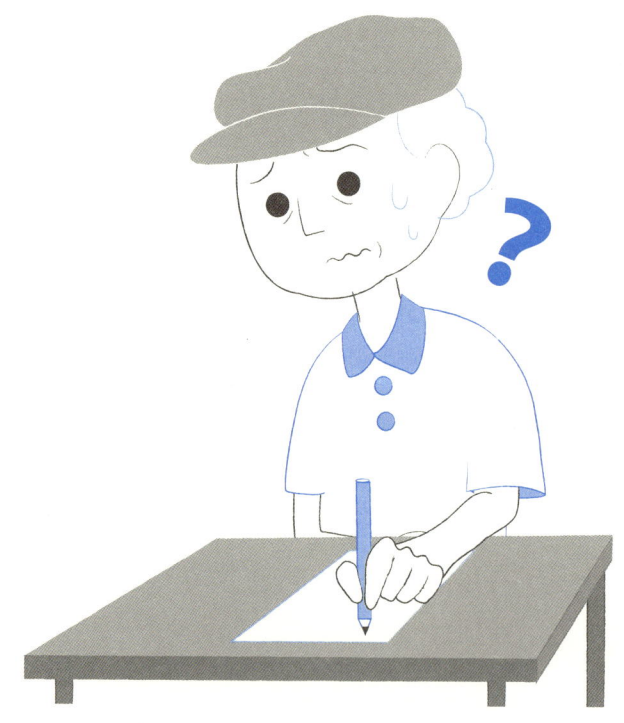

書きたい文字を思い出せない

間違った文字を書いてしまう（錯書）

話すことの障害の中で説明した「語性錯語」や「音韻性錯語」と同様に，「娘」と書くべきところに「妹」と書いてしまったり（語性錯書），「えんぴつ」を「えんぺつ」などと誤って書いてしまう（音韻性錯書）ことがあります．これを錯書と呼びます．

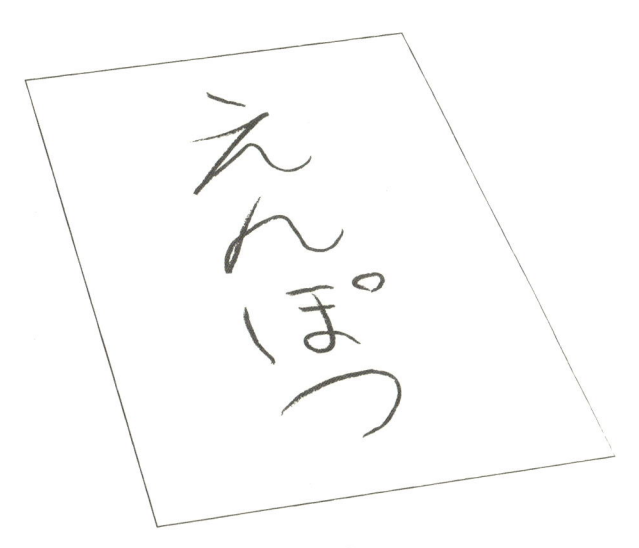

間違った文字を書いてしまう

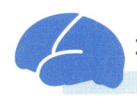

書字の障害—重症度別

一般に失語症では，書くことは話すことよりもさらに難しくなります．言葉として文字を思い出せないだけでなく，身体の麻痺に伴って利き手が使えなくなることや，文字の形をうまく書けない障害が合併することも少なくありません．しかし，逆に話すことよりも書くことのほうが得意な場合があります．

特に重度の失語症の場合，話すことには大きな改善がみられない場合でも，書くことの障害は時間をかけて（年単位）改善していく可能性があります．

書字の障害の重症度

軽
1. 筋道を立てて，正しく速やかに文章を書くことができる．
2. 筋道を立てて文章を書くことができるが，ときどき停滞や書き誤りがある．
3. 個々の事実を書いて表現できる．筋道を立てて記述することは難しい．あるいは遅すぎて実用性に欠ける．

中
4. 事実について部分的な記述となる．何を伝えようとしているか概ね類推できるが，細かいことはわからない．
5. 伝えようとしていることに関係した文字を書けることがある．何を伝えようとしているのか類推することは難しい．

重
6. 氏名や住所のみ書ける．
7. 意味のある文字は，まったく書けない．

保たれる能力

　失語症では，言語機能以外の能力は保たれます．言葉を話すことが難しくても，目でみて状況を判断する能力は保たれ，認知症とは異なります．また，人格や性格も発症前と大きく変わることはありません．言葉が話せないからといって，子どもに接するように話しかけることは，失語症がある人を傷つけることになります．

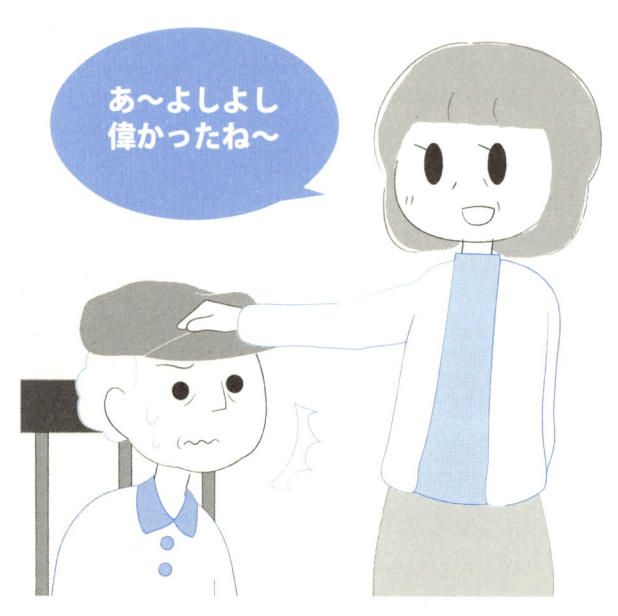

あ～よしよし偉かったね～

子ども扱いはしない

失語症って一つじゃないの？

3. 失語症のタイプ

　失語症と診断された人でも症状は大きく異なり，その症状の組み合わせによりタイプ分類がなされます．ここでは，代表的な失語症のタイプを紹介します．

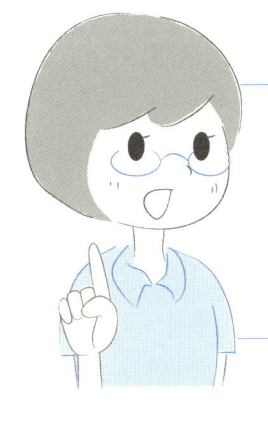

ポイント！

1. 失語症はいくつかのタイプに分類される
2. 脳の損傷部位や損傷の大きさにより失語症のタイプは異なる
3. 非流暢性失語と流暢性失語がある

失語症は一つではない

　一口に失語症といっても，脳の損傷が起きた場所や損傷の大きさによって，重症度や現れる症状は，それぞれ異なります．そのため，同じ失語症でも，個々人を比べてみると，大きな差があります．比較的に滑らかに話ができるけれど言い誤り（錯語）が多い人もいれば，単語でポツリポツリとしか話せないけれど言い誤りは少ない人など，同じ失語症とは思えないほどの違いがある場合があります．失語症は，話し言葉の特徴や聴理解障害の程度などによって，いくつかのタイプに分類することができます．

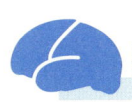

非流暢な失語症と流暢な失語症に分けられる

　失語症のタイプ分類には，さまざまな分類方法が存在するため，ここではおおまかなタイプ分類を紹介します．失語症のタイプを話し言葉の特徴から分けると，非流暢性の失語症と流暢性の失語症の2つのタイプに分

けられます．

　非流暢性タイプは，ポツリポツリと単語中心の短い文で話し，抑揚がなく，単調な話し方が特徴で，聞いて理解する力は比較的に保たれています．主にブローカ野（運動言語中枢）を含む病巣で生じるため，ブローカ失語や運動性失語とも呼ばれます．

　流暢性タイプは，比較的に滑らかに話すことができますが，肝心な言葉が出てこなかったり，言い誤りが多く，聞いて理解する力にも低下がみられます．主にウェルニッケ野（感覚言語中枢）を含む病巣で生じるため，ウェルニッケ失語，感覚性失語とも呼ばれます．

失語症の重症度によるタイプ分類

　失語症は，重症度により，おおまかに軽度の失語症，中等度の失語症，重度の失語症に分類されます．

　軽度の失語症として代表的なタイプに，失名詞失語または健忘失語などと呼ばれるものがあります．聞いて理解する力にはほとんど問題はありませんが，時折，物や人の名前が出てこないことがあり，回りくどい話し方となることが特徴です．

　重度の失語症では，話すことも聞いて理解することも著しく困難となり，言葉によるコミュニケーションがまったくできないタイプがあり，全失語と呼ばれます．

　ここまで紹介したのは失語症のおおまかな分類で，細かく分けるともっとたくさんのタイプが存在します．また，すべての失語症の人がきれいにタイプ分類できるわけではなく，決められたタイプにあてはまらない失語症の人も相当数います．

代表的な失語症のタイプ—4分類

軽度の失語症（失名詞失語・健忘失語）

もっとも軽い失語症のタイプです．聞いて理解する力は比較的に保たれており，話し方も滑らかで，文法的な誤りもないものの，人の名前や物の名前が出てこないことが特徴です．そのため，「トマト」といいたい時に，「赤くて丸い…ほら，野菜のあれ…」となるなど，いいたいことを伝える際に，回りくどい表現になることがあります．

病巣：左大脳半球のさまざまな部位で起こりえます．損傷は小さい場合も多く，他のタイプから回復してこのタイプになる場合も多くあります．

非流暢性失語（ブローカ失語）

ポツリポツリと短い文で話し，抑揚がなく，単調で力の入った非流暢な話し方が特徴です．一度に話せる長さは短く，単語中心で文法的に正しい文をつくることが難しい場合があります（文法障害）．聞いて理解する力は比較的に保たれており，日常会話程度であれば，概ね理解できます．しかし，難しい言い回しや長い文になると正確に理解することは困難です．

病巣：左大脳半球のブローカ野（運動言語中枢）を中心とした病巣によって生じます．病巣が運動野に近いため，多くの場合，右片麻痺を合併しております．

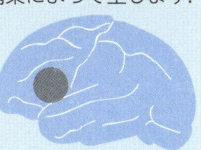

流暢性失語（ウェルニッケ失語）

比較的に滑らかにペラペラと流暢に話すことができます．しかし，話の内容は肝心の言葉が出てこなかったり（喚語困難），意図する言葉と違う言葉（錯語）になったり，意味不明な言葉（ジャルゴン）になることもあります．聞いて理解する力は著しく低下し，日常の意思疎通が難しいことがあります．

病巣：左大脳半球のウェルニッケ野（感覚言語中枢）を中心とした病巣によって生じます．右視野の障害を合併することが多く，また自分の障害が認識しにくい場合があります．

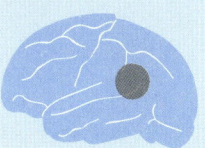

重度の失語症（全失語）

話すことや聞いて理解すること，読み書きも重度に障害された失語症のタイプです．意味のある言葉をいうことが難しくなり，決まり切った言葉だけが話せたり，相手の話にうなずいたりする程度になります．意思疎通は難しいですが，その場の状況を理解する力はあるので，身振りや表情，絵，写真など，言葉以外の手段を利用してコミュニケーションを行うことが可能です．

病巣：ブローカ野とウェルニッケ野の両方を含むような大きな病巣で生じます．多くの場合，右片麻痺を伴います．

コミュニケーション10のポイント

4. 失語症がある人とのコミュニケーションのコツ

　日常生活の中で，失語症がある人とどのようにコミュニケーションをとればよいのでしょうか．失語症がある人とのコミュニケーション方法を10のポイントに絞って紹介します．

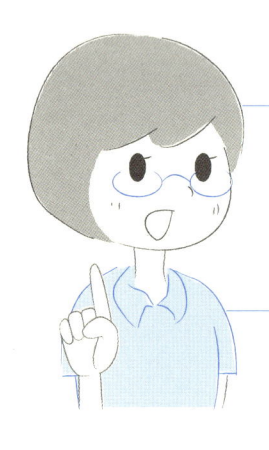

ポイント！

1．相手を尊重し相手の話を聞く姿勢が大切
2．言葉以外の便利アイテムを使う
3．保たれている側面を活かす

ポイント①：相手の反応をしばらく待つ

　失語症がある人は，何かいいたいことがあってもなかなか言葉が出てこないことがしばしばあります．また，いいたいことを全部いうのに，言葉が不自由でない人よりずっと長い時間がかかります．それでも自分の言葉で話したい気持ち，話しを聞いてもらいたい気持ちは，私たちと変わりません．

　失語症の人と話す時は，時間がかかっても相手の言葉が出てくるまで，じっと静かに待ちましょう．どうしても言葉が出てこない場合もあります．様子をみていると，助け船を出すタイミングがわかりますので，相手の表情によく注目しましょう．

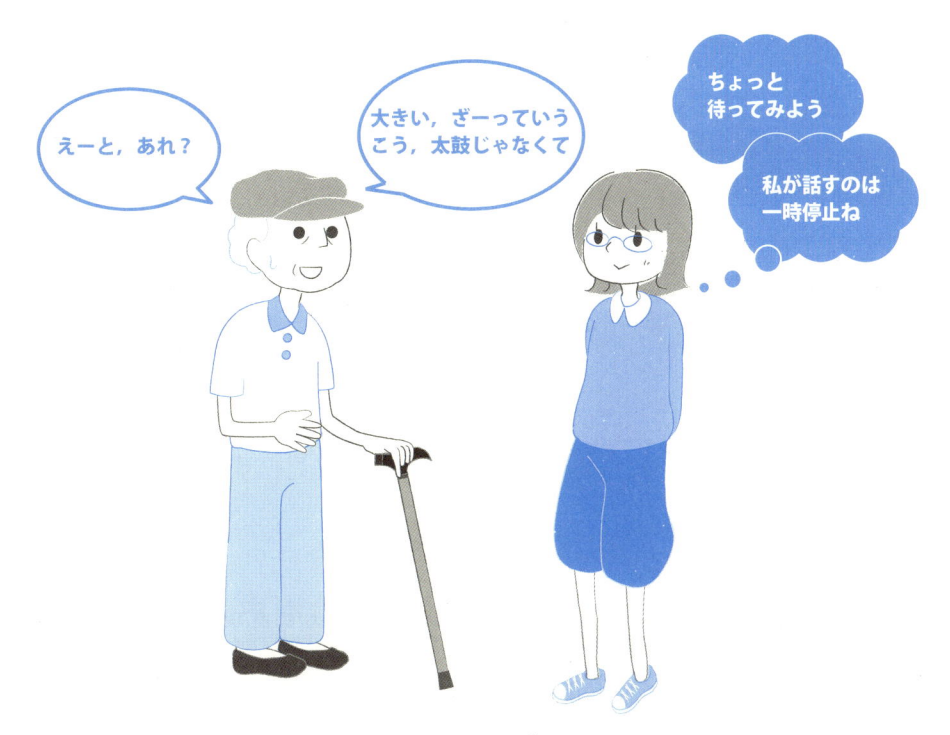

相手の反応をしばらく待つ

ポイント②：「はい」「いいえ」で答えられる質問をする

　失語症がある人は，物の名前を思い出すことが難しく，特に人名や地名などは，なかなか思い出せません．症状が重いと，意味のある言葉をほとんど話せないという場合もあります．

　このため，「どうしたの？」「何を食べますか？」というような，「いつ（When）」「どこ（Where）」「誰（Who）」「何（What）」「なぜ（Why）」「どのように（How）」を聞くような英語の5W1H型の質問には答えにくいことが多いのです．

　失語症がある人にとっては，「痛いですか？」「お蕎麦を食べますか？」というような，「はい」「いいえ」で答えられる質問の仕方が，答えやすいのです．

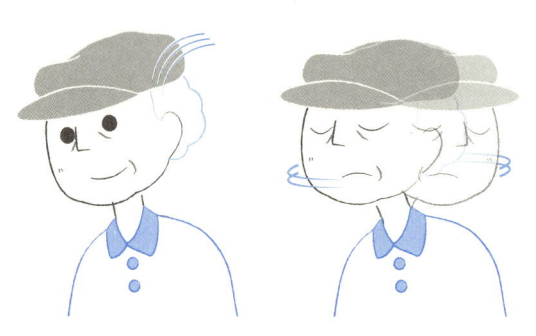

「はい」「いいえ」で答えられる質問をする

ポイント③：目でみてわかる手段をおおいに活用する

　失語症がある人の多くは，言葉を聞いて理解することが困難です．そのため，話し言葉だけでは，意味がよく理解できないことや，間違った理解をしてしまうことがあります．

　失語症がある人と話す時は，話し言葉だけに捉われず，表情や身振り，文字や絵といった「目でみてわかる手段」を加えてみるとよいです．また，失語症がある人の多くは，話し言葉で表現することも難しくなっています．さまざまなコミュニケーション手段を失語症がある人にも積極的に使ってもらいましょう．

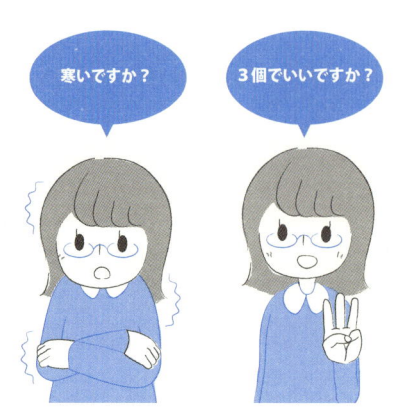

【目でみてわかる手段】
・身振り，表情，指差し
・実物をみせる，現場に一緒に行く
・文字，絵
・カレンダー，時計
・地図，路線図
・新聞，チラシ
・写真，アルバム
・コミュニケーションノート（会話ノート）

目でみてわかる手段をおおいに活用する

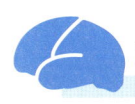

ポイント④：使いません，50音表

　失語症がある人は50音表を指差して，いいたいことを表現することは困難です．50音表を使うためには，いいたい言葉を思い浮かべること，思い浮かべた音にあった文字を50音表から探し出すことが必要です．

　これは，失語症がある人にとっては非常に難しい作業です．ですから，50音表は使いません．

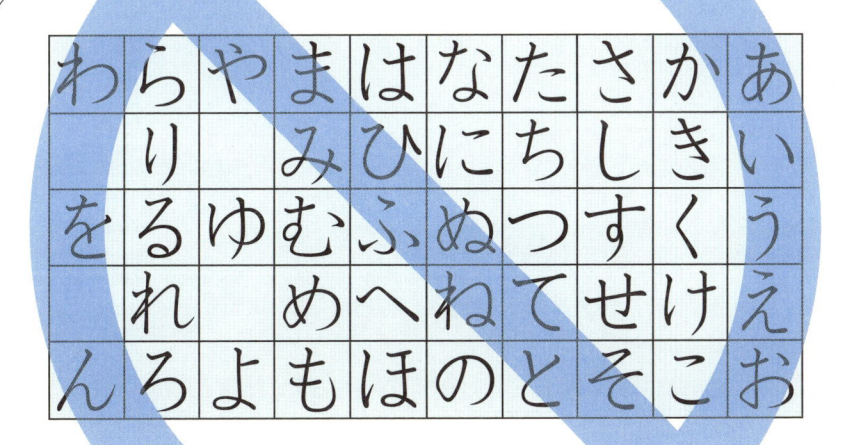

使いません，50音表

ポイント⑤：ゆっくりと区切って話す

　失語症がある人の多くは，言葉の意味を理解するのに時間がかかります．ですから，早口で次々と話されるとわからなくなってしまいます．
　失語症がある人と話す時は，ゆっくりと，要点ごとに区切って話します．とりわけ大きな声で話す必要はありませんが，大切な言葉を強調してはっきりと話しましょう．

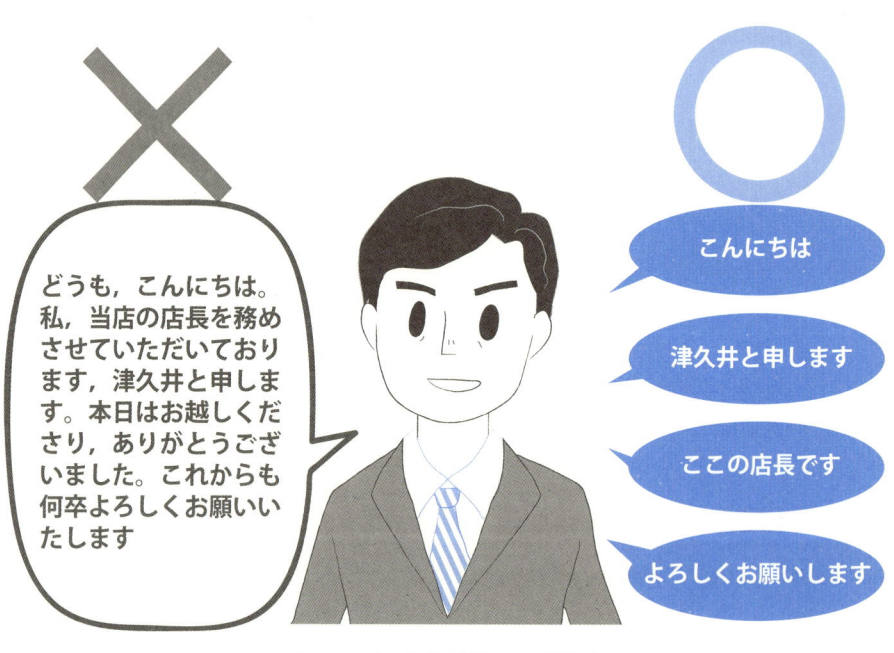

×
どうも，こんにちは。私，当店の店長を務めさせていただいております，津久井と申します。本日はお越しくださり，ありがとうございました。これからも何卒よろしくお願いいたします

○
こんにちは
津久井と申します
ここの店長です
よろしくお願いします

ゆっくりと区切って話す

ポイント⑥：言い誤りは訂正しない

　失語症がある人は，思っている言葉と違う言葉をいってしまうこと（錯語）が，しばしばあり，言い誤りにも気づかないこともあります．このような時，一つひとつの言い誤り（錯語）を訂正されてばかりいると，失語症がある人は面白くありませんし，話す意欲を失ってしまいます．
　言い誤り（錯語）は訂正しないで，いおうとしていることが推測できれ

ば，そのまま話を続けます．言葉そのものより，その奥にある伝えたいことに耳を傾けるようにしましょう．

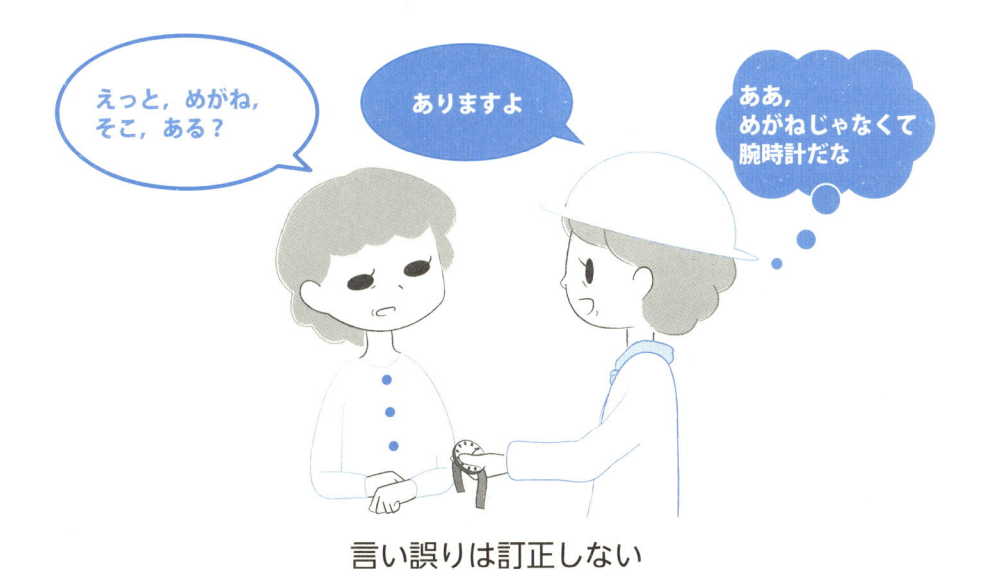

> えっと，めがね，そこ，ある？

> ありますよ

> ああ，めがねじゃなくて腕時計だな

言い誤りは訂正しない

ポイント⑦：漢字で要点をメモ

　失語症がある人は，聞いて理解することが難しい場合でも，文字が表す意味は理解できることがあります．要点を書きながら話を進めると確認にもなり，話の食い違いを防ぐことができます．

　しかし，文字を使用していても切れ目なく書かれた文章は，失語症がある人にとって読みにくくなってしまいます．また，一般的に仮名文字に比べ，漢字のほうが理解しやすい傾向にあります．なぜ，漢字がわかりやすいかというと，漢字には「表意文字」としての性格があり，例えば「水」であれば文字をみただけで，直接おおまかな意味をとることができるからです．しかし，仮名は「表音文字」であり，発音を表しているだけなので，直接その文字をみただけでは意味はとれません．意味を理解するためには，「みず」なら「み」「ず」と音に変換してから，さらに意味に変換するという作業が必要になります．

　よって，失語症がある人に文字を書いて示す時には，要点を漢字単語で表したメモのようなものが適しています．

×	○	×
本日，午後1時より八王子駅から徒歩1分の立地にある東急スクエアにおいて，八王子言語聴覚士ネットワーク主催の第4回市民公開講座「身近なコミュニケーション障害やり取りのコツ」が開催されます．ご多忙かとは存じますが，万障お繰り合わせのうえ…	今日　1時～4時 東急スクエア12階 市民公開講座	きょう　いちじからよじ とうきゅうすくえあじゅうにかい しみんこうかいこうざ

漢字で要点をメモ

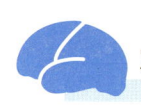

ポイント⑧：答えを用意して選んでもらう

　失語症がある人は，いいたいことを言葉にすることが難しいため，相手の質問にうまく答えることができない場合があります．質問する時には選択肢を示して，その中から選んでもらうようにすると，答えやすくなります．

　ただし，失語症がある人は復唱（相手のいったことを，そのまま繰り返すこと）が苦手であったり，次々といわれた言葉を覚えていられないことがあります．よって，選択肢の中から選んでもらう質問をする時には，文字や絵といった「目でみてわかる手段」を同時に示しながら質問をすると，答えやすくなります．また，文字や絵が示されれば，指差すだけで答えることができるので，さらに有効な手段になります．

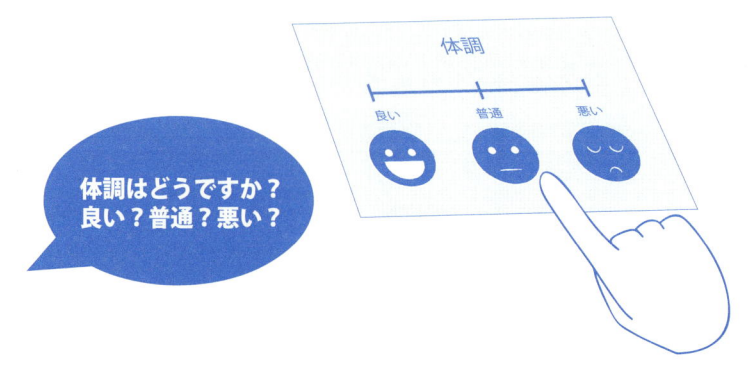

答えを用意して選んでもらう

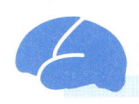

ポイント⑨：正しく理解できているか必ず確認

　失語症がある人は，聞いて理解する力が不十分なために，聞き落としたり，聞き間違えたりすることがよくあります．また，話す力も不十分なので，いいたいことと違うことをいってしまうこともあります．そういう時に話をあいまいにしたまま先に進むと，行き違いが生じ，あとでトラブルとなることがあります．

　聞き手は，失語症がある人が話を理解していない可能性や，いいたいことと違うことをいっている可能性があることを絶えず念頭においてください．はっきりしないようであれば，必ず確認してください．

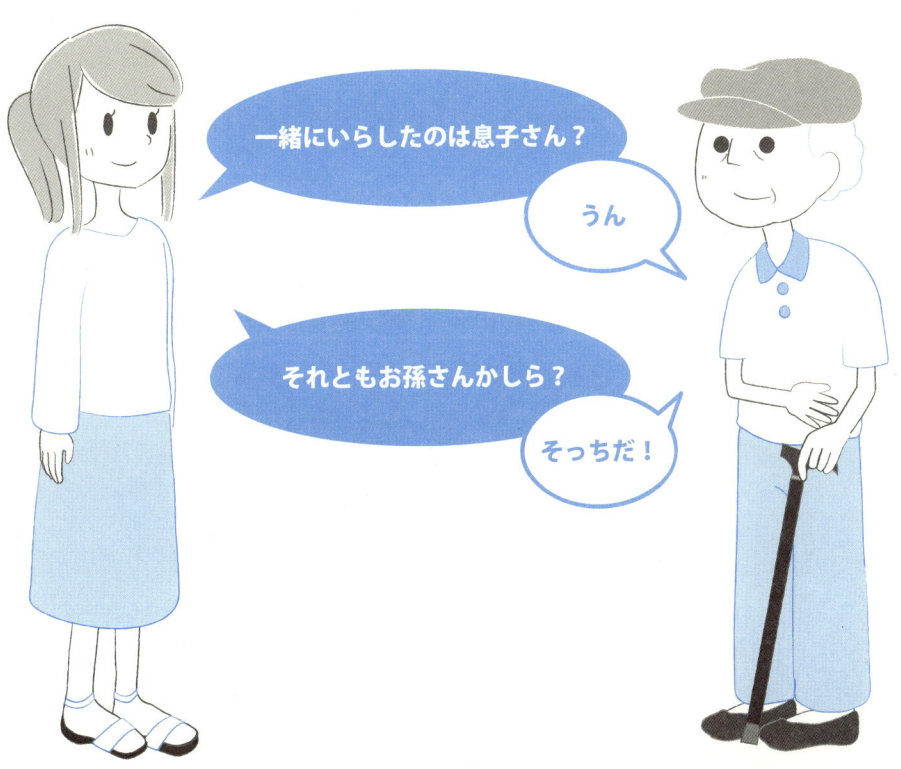

一緒にいらしたのは息子さん？

うん

それともお孫さんかしら？

そっちだ！

正しく理解できているか必ず確認

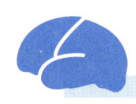

ポイント⑩：その人の得意・不得意を理解する

　失語症がある人は，一人ひとり得意なこと，不得意なことが違います．話すことよりも聞いて理解することが困難な人もいれば，どちらかというと聞くより話すことのほうが不得意な人もいます．身振りが上手な人もいれば，そうでない人もいます．多少なりとも文字を読んだり書いたりすることができる人もいれば，それが非常に難しい人もいます．

　その人の得意なこと，不得意なことを理解し，その人に合わせたコミュニケーションの方法を用いることが必要です．そのためには，失語症についての正しい知識と，相手をよく観察することが大切です．また，担当の言語聴覚士がいる場合は，その人の得意・不得意や，最適なコミュニケーション方法について相談することをお勧めします．

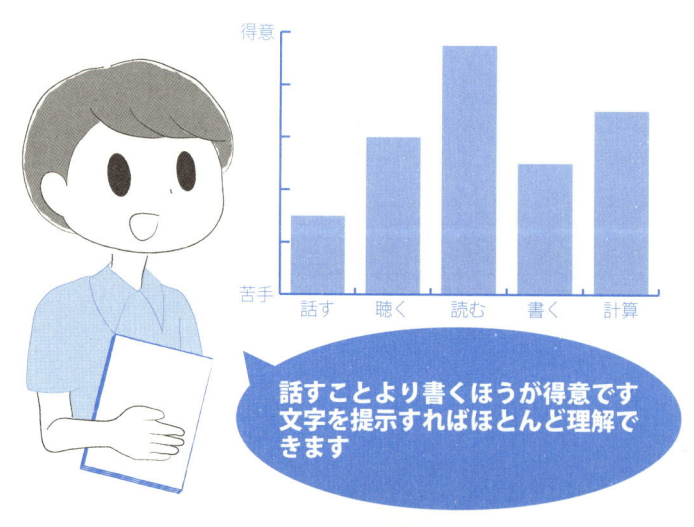

話すことより書くほうが得意です　文字を提示すればほとんど理解できます

その人の得意・不得意を理解する

Column　ひらがなよりも漢字のほうが簡単なの？

　失語症がある人には，かなは書けないのに，難しいはずの漢字を書くことができたり，同様に漢字のほうがかなよりも読めるという人が少なくありません．

　失語症は，言葉という記号を操作することの障害ですので，表意文字である漢字よりも，表音文字であるかなのほうが操作は困難である，という説明がなされることが多いようです．しかし実際には，そのように簡単には説明ができるものではなく，漢字もかなも同様に障害されていることが多いようです．

　失語症がある人には，話題のキーワードを文字で提示することが理解を促すことにつながります．その際には，一般的に漢字で表記される言葉については漢字で書き，さらに読みがなをつけて示すことで理解しやすく，また読み上げやすくなる場合が多いので，ぜひ試みてみてください．

使ってみよう!!

5. コミュニケーションを助ける道具

口頭だけでのやりとりでは，うまくいかない場合でも，身近にある道具を少し活用することで突破口が開ける場合があります．

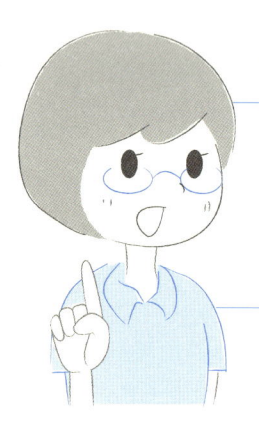

ポイント！

1. 紙と鉛筆は，常に目の前に置いておく
2. 視覚的な手段を活用する
3. 家族や周囲の人は積極的に使う

紙，鉛筆

紙と鉛筆は，いつでも使えるように身近に置いておきましょう．失語症の人と話す時は，要点を書きながら話を進めると確認にもなり，話の食い違いを防ぐことができます．特にノートを使用すると，書いたものが記録として残るので，あとから見返すことができます．

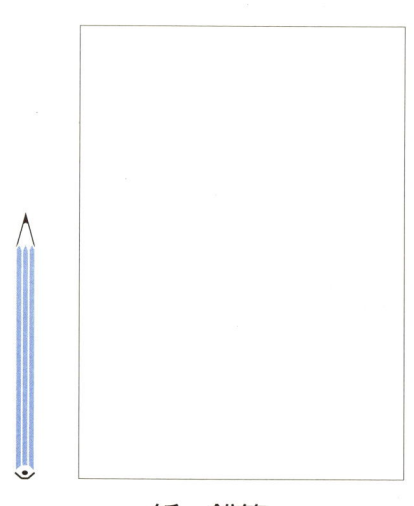

紙・鉛筆

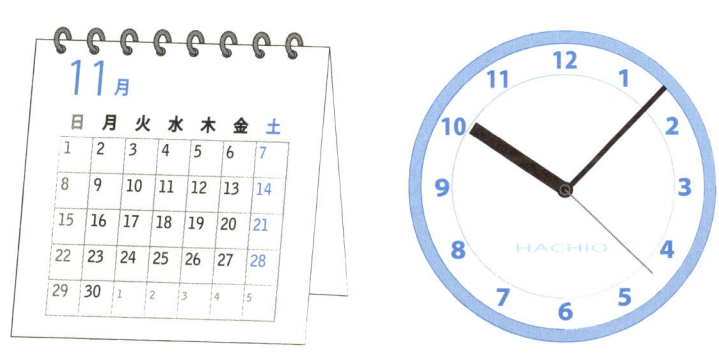

カレンダー，時計

　カレンダーと時計は，日付や時間の確認の際に用います．数字を正確に理解することは，失語症の人とっては特に難しいため，文字だけで示すより，カレンダーや時計で示したほうが理解しやすくなります．また，失語症の人が伝える際にもカレンダーや時計は有用となる場合が多くあります．

カレンダーと時計

地図，路線図

　地図と路線図は，場所を確認する場合に便利です．地元の地図などはよく使いますので，必ず用意しておきましょう．

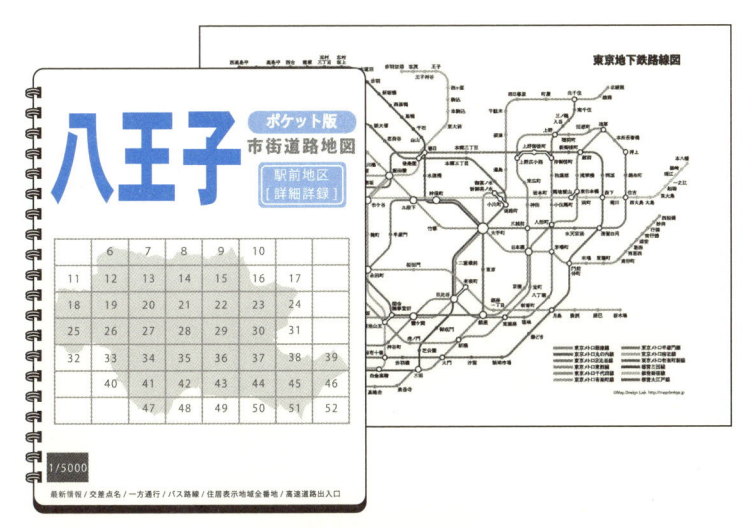

地図と路線図

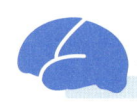

写真，アルバム，携帯電話

写真は，思い出を話す時や人を話題にする時に使用します（家族や関係する人の写真，旅行に行った時の写真，昔のアルバムなど）．特に人の名前は思い出しにくいため，写真があると便利です．携帯電話のカメラやデジタルカメラは，いつでもどこでも撮ったりみたりできるので，ぜひ活用してください．

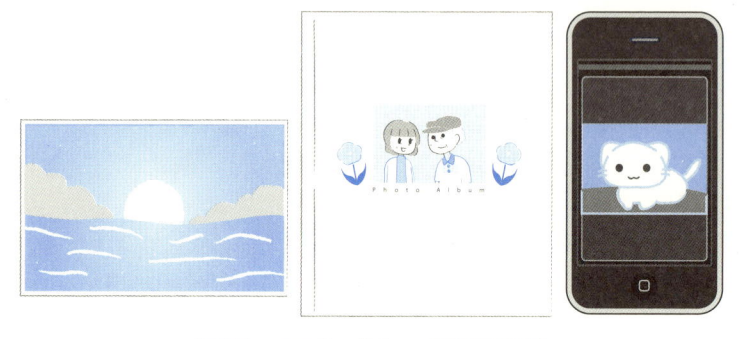

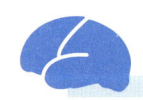

写真・アルバム・携帯電話

インターネット

インターネットを使って写真や画像，動画を手に入れることができます．必要な情報や画像を画面に表示し，言語以外の情報で失語症の人の理解を助けることができます．ありとあらゆる情報が即座に表示できるため，非常に便利なコミュニケーションツールになります．

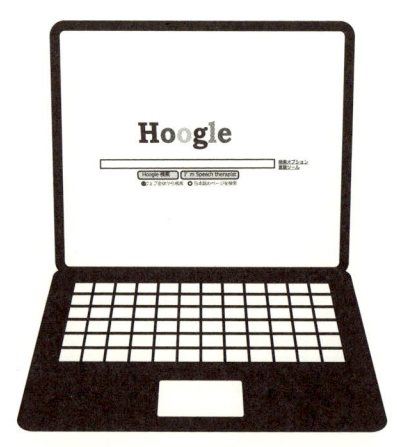

インターネット

新聞，チラシ

新聞やチラシは，日常の会話，ニュースの話題などによく使用できます．新聞の大見出しや写真を使って話をしたり，みたいテレビ番組を指し示してもらうことができます．

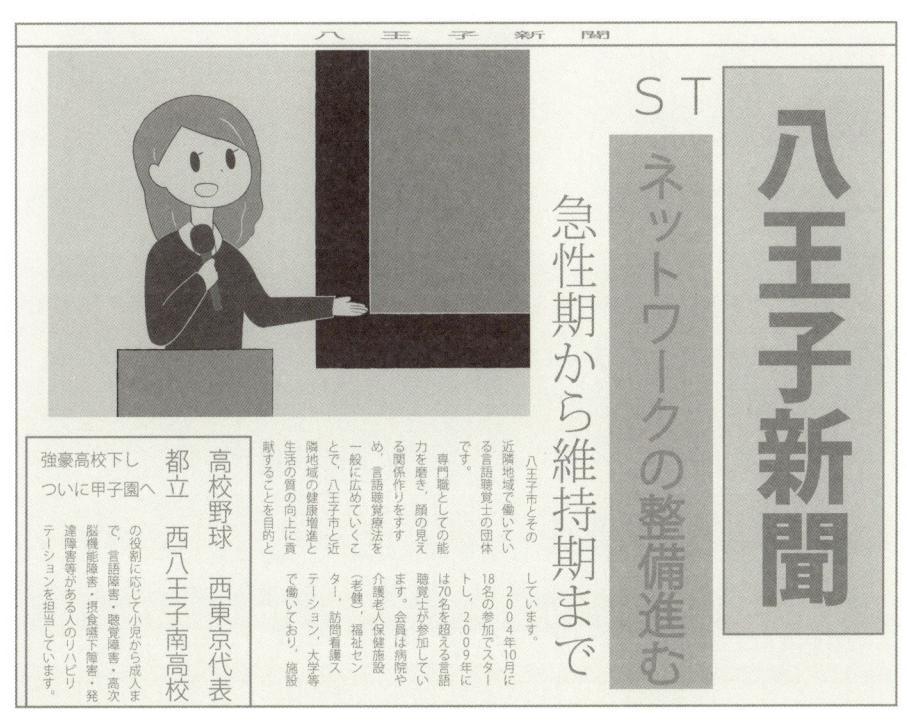

新　聞

コミュニケーションノート

日常よく使う言葉や日常生活に関係する事項を，カテゴリー別に分類し整理したノートで，いいたいことを示した絵や文字を指さすことによって意思を伝達することができます．食べ物や日用品の絵や写真の一覧，家族の名前，住所，趣味，病気の履歴，服用中の薬，主治医などの情報を一冊のノートにしておくと便利です．その人に合わせてノートの内容を整えることが大切です．

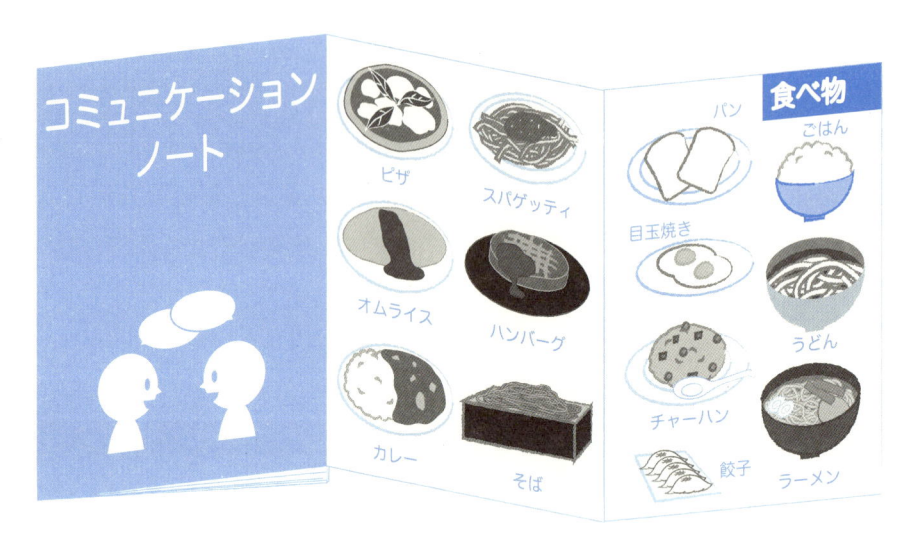

コミュニケーションノート

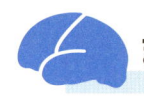

まずは周囲の人が道具を使う

　中等度から重度の失語症の人の場合，脳の損傷の影響により，このような道具をもっていても，自分から使うことが難しい場合が少なくありません．むしろ，道具を自分から積極的に活用できる人のほうが少数です．失語症の人に道具の使用を強いるのではなく，まずは家族や周囲の人が積極的に道具を使用してみてください．失語症の人にとって理解しやすいコミュニケーションを心がけ，伝えたいことを引き出せるよう工夫しましょう．

失語症がある人はどのような生活を送るのか？

6. 失語症とともに生きる

　失語症になるとそれまでの生活や人生が一変します．失語症がある人がよりよい生活を送るためにはどのようなことが必要でしょうか．

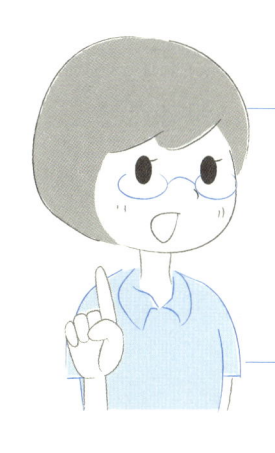

ポイント！

1. 失語症はその後の生活・人生に大きな影響を与える
2. 言葉以外のできることを探す
3. 仲間と交流する機会をもつことも大切

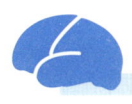

失語症が人生に与える影響

　言語を使用することが当たり前の社会で，失語症になることの影響は非常に大きく，それまでの生活や人生を送ることは非常に困難となります．仕事に戻ることができなくなったり，役割を失ったり，家族関係や人間関係も変化します．そして，そこに身体の麻痺が加わると影響はさらに大きなものとなります．

完全に元の状態に戻ることは難しい

　発症から6カ月以上すぎても失語症が残っている場合，残念ながら完全に元の状態に戻ることは難しい場合が多く，その後も失語症の影響が残る可能性が大きいと考えられます．
　失語症となったことのショックは非常に大きく，本人が失語症であるこ

とを受け入れるのには時間がかかる場合が少なくありません．周囲の人は焦らずに見守る姿勢も大切です．

　時間の経過とともに，自分が失語症であることを少しずつ受け入れ，たとえ元どおりの生活ではなくても，自分らしい生活を送れるように新たな価値観のもとで積極的に人生を過ごされるようになる人も大勢います．

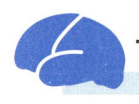

言葉以外の力を使ってできることをみつけよう

　言語機能訓練を行い，少しでも失語症が改善するように努力をすることは大切なことです．しかし，脳に損傷がない人でも外国語を習得することは難しいように，言語の学習というものは一筋縄でいくものではありません．まして，脳に損傷を受けた状態で言語機能訓練を続けるのは，非常に大きな労力が必要になります．かけた時間に対して効果の実感が乏しい場合もあり，モチベーションを維持することもたいへんです．

　一方，失語症がある人は基本的に言語以外の力は保たれています．そのため，将棋や囲碁，麻雀といった病前から親しんできたゲームなどは，そのまま楽しむことができます．また，新たな趣味を始めることも可能で，書道や絵，写真，陶芸など，言語を使用しない活動では脳損傷のない人と同様，かけた時間に見合った上達がみられます．今まで絵を描くことが苦手だった人でも，左手で絵を描き始め，本人も驚くほど，うまくなる人もいます*．

　できることや得意なことがみつかると，自信や積極性が生まれ，生活やコミュニケーションにもよい変化が起こります．例えば，会話する量が増え，言語にも改善がみられる場合もあります．

・麻雀
・将棋
・囲碁
・トランプ
・カラオケ
・スポーツ観戦

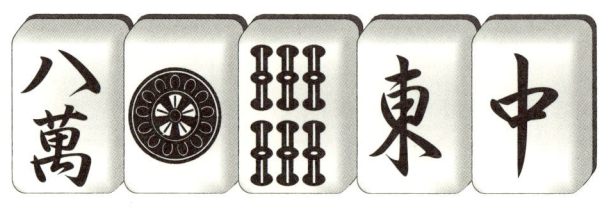

麻雀などのさまざまなゲーム

---

*創造性の高い趣味に関しては右半球の役割が大きいため，失語症がある人が新たに始めても上達することができます．

・絵画
・書道
・写真
・陶芸

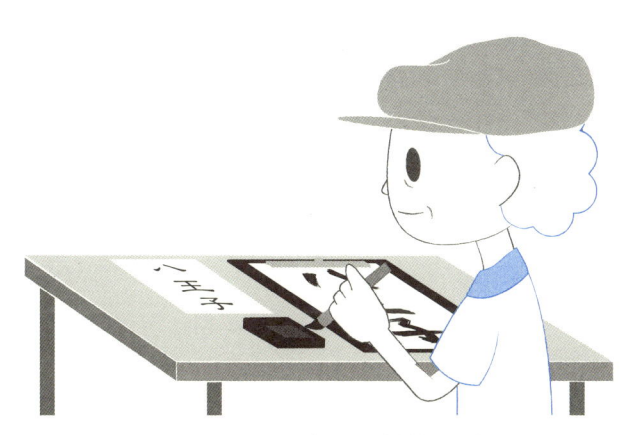

さまざまな創作活動

同じ失語症をもつ仲間と交流してみよう

　失語症は身体の麻痺と異なり，目にみえるものではないため，周りから理解されにくい障害です．失語症がある人は，言語を使用したコミュニケーションが困難であるため，自分の状態を相手に伝えることができず，そのため自分の苦しみを理解してもらえずに孤独感を感じることが多いです．

　同じ失語症の人同士の集まりは，仲間と苦しみを共有・共感することのできる場であり，お互いの努力を認めあう場であります．また，失語症の人にとって安心してコミュニケーションをとることができる場でもあります．

　コミュニケーションの機会を増やすため，また同じ失語症がある人がどのように普段の生活やコミュニケーションの工夫を行っているのか情報を交換するためにも，一度，地域の「失語症友の会」や病院・施設で行われている失語症がある人の集まりに参加してみるとよいでしょう．

障害メカニズムを把握する

7. 失語症の評価

リハビリテーションを行ううえでは的確な評価を行い，障害メカニズムを把握することが重要になります．ここでは失語症の評価について紹介します．

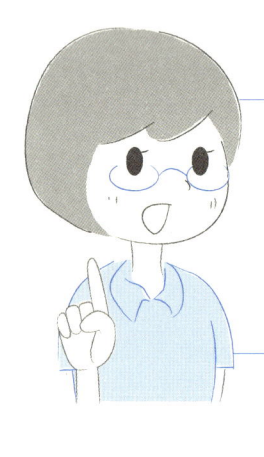

ポイント！

1. 詳細な評価を行うために総合的失語症検査を行う
2. 最もよく使わるのは標準失語症検査（SLTA）
3. 必要に応じて掘り下げ検査を行う

リハビリテーションを行うために

失語症は，一人ひとり症状の現れ方が異なり，重症度も異なります．失語症のリハビリテーションを行うためには，その人の失語症の状態を的確に捉えたうえで，障害メカニズムに合わせた訓練課題を行う必要があります．失語症の詳細な評価を行うためには標準失語症検査（SLTA：Standard Language Test of Aphasia）や WAB（Western Aphasia Battery）失語症検査など総合的失語症検査を実施し，その後，必要に応じて掘り下げ検査を実施します．

代表的な総合的失語症検査

・標準失語症検査（SLTA）
・WAB 失語症検査
・老研版 失語症鑑別診断検査

標準失語症検査（SLTA）とは

　標準失語症検査（SLTA）は，最もよく使われる検査です．所要時間は40〜120分程度です（複数回に分けて実施することもあります）．「Ⅰ．聞く」「Ⅱ．話す」「Ⅲ．読む」「Ⅳ．書く」「Ⅴ．計算」の言語様式別の検査を行います．下位検査の数は26個に及び，「Ⅱ．話す」の項目の中でも，線画の名前を答える「呼称検査」や相手の発話を繰り返す「復唱」，文字の「音読」，4コマまんがをみてストーリーを述べる「まんがの説明」など，さまざまな項目の評価を行います．すべての検査を行うと折れ線グラフのプロフィール表が完成し，失語症の重症度や，どのように言語訓練を行っていくか，方向性を立てることができます．また，言語訓練を行った後に，再び標準失語症検査を行うことで，失語症の改善の度合い，言語訓練の効果もみることもできます．

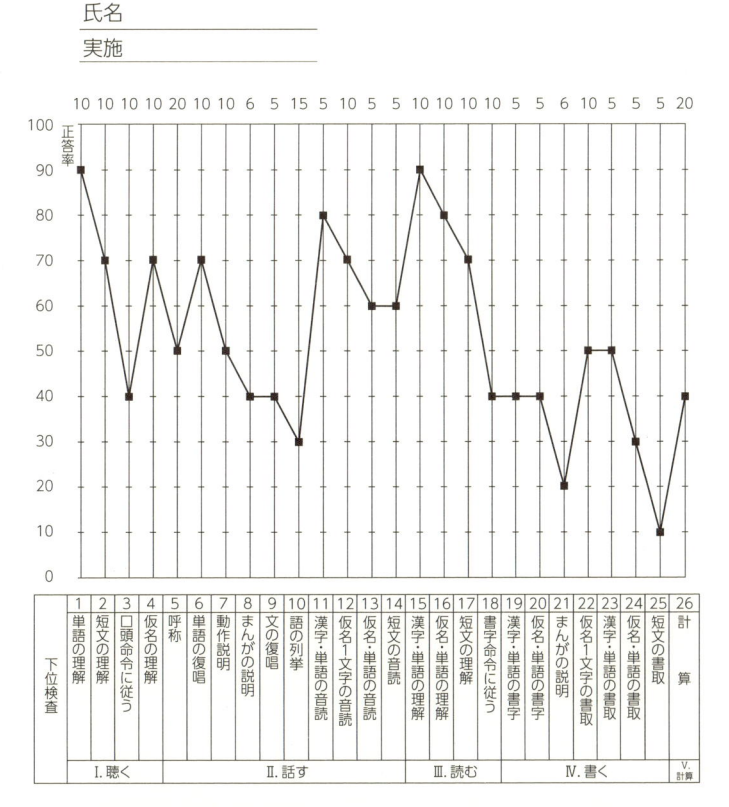

標準失語症検査（SLTA）プロフィール

代表的な掘り下げ検査

　総合的失語症検査だけでは把握できない症状を詳細に調べるため掘り下げ検査（Deep Test）を行う場合があります．以下に紹介したのは，掘り下げ検査のほんの一部であり，標準化されていない検査も含めて多数あります．
- 標準失語症検査 補助検査（SLTA-ST）
- 失語症語彙検査（TLPA）
- SALA 失語症検査
- 失語症構文検査（試案；STA）

コミュニケーションの改善を目指す

8. 失語症のリハビリテーション

失語症により生活の中でさまざまな影響が生じますが，コミュニケーションや生活の質の改善には適切なリハビリテーションを行うことが重要です．

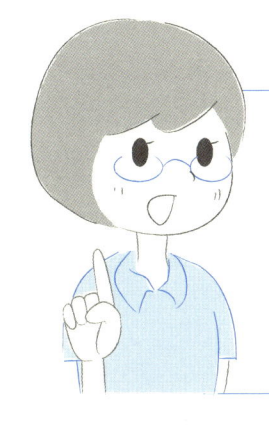

ポイント！

1. 目的はコミュニケーションと生活の質の向上
2. 言語聴覚士が中心となり他職種と連携してリハビリテーションを進める
3. 回復のステージに合わせた訓練方法を選択

失語症のリハビリテーション

　失語症によって損なわれた，話す，聞く，読む，書く，計算，個々の言語症状について，その人の症状に合わせた適切な訓練をすることにより改善が促されます．一般に，言語機能の回復は発症後，数週間から数カ月の時期に最も大きくみられ，その後も年単位で緩やかに回復していきます．
　失語症のリハビリテーションの目的は，コミュニケーションの改善です．失語症の人や家族などの周りの人の人生や生活の質（QOL：Quality of Life）を高めていきます．

失語症のリハビリテーションは言語聴覚士が行う

　失語症のリハビリテーションの専門家は，言語聴覚士です．言語聴覚士は，失語症を他の症状と区別して見出し，症状を分析して失語症のタイプ

や重症度を診断します．症状に合わせた訓練プログラムを立案して，改善を図ります．また，コミュニケーションノートや機器を用いるなど代償的なコミュニケーションを用いて，回復が困難な症状を補うことも行います．そのほかにも，失語症の人や家族など周りの人の心理的・社会的問題を解決していくこともリハビリテーションの重要な役割です．

しかし，リハビリテーションは言語聴覚士のみで行うものではなく，医師，看護師，理学療法士，作業療法士，ケースワーカーなど，多くの専門家がチームで関わるものであり，社会復帰や生活を援助していきます．

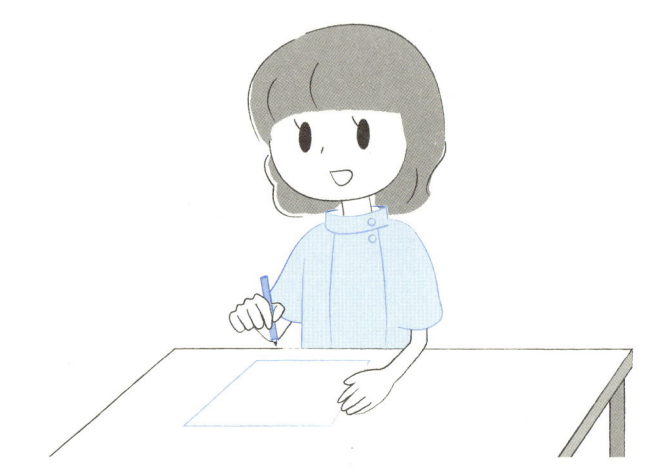

失語症のリハビリテーションは言語聴覚士が行う

言語機能訓練

失語症により障害を受けた言語機能を，できる限り改善させることを目標においた訓練です．絵カードを用いた訓練などが代表的です．例えば，絵カードをみて，ものの名前をいう（呼称），書く（書称），言語聴覚士の言葉を繰り返す（復唱），文字を声に出して読む（音読）などの表出の訓練や，数枚の絵カードを並べた中から言語聴覚士のいったものを指差す聴覚的理解の課題，文字と絵カードのマッチングなどの理解面への訓練など，さまざまなものがあります．どのような訓練を重点的に行うかは，失語症検査の結果から言語聴覚士が計画を立てます．

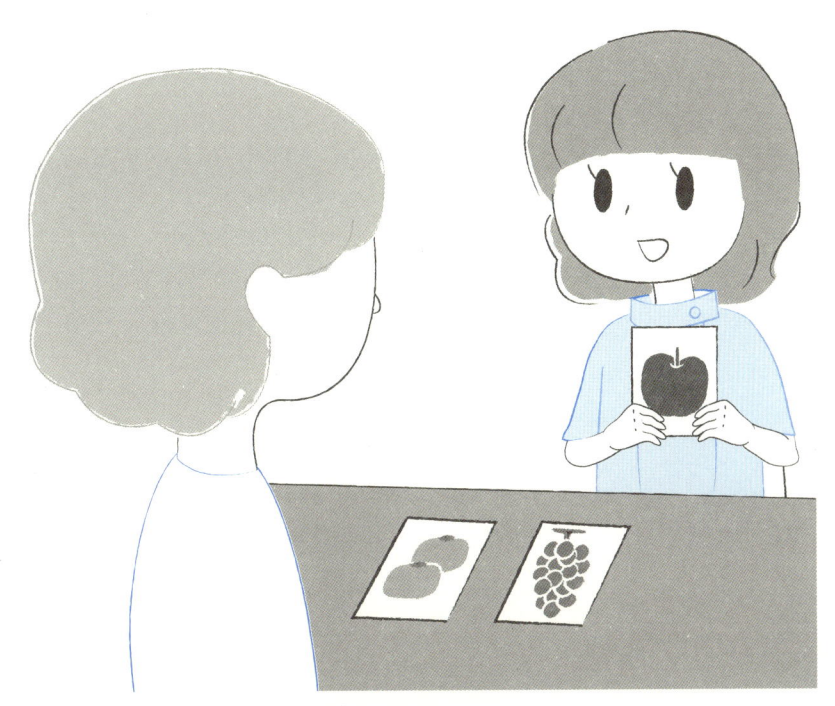

言語機能訓練

実用コミュニケーション訓練

　実際のコミュニケーション場面では，音声言語以外にも表情やジェスチャー，書字，絵を書く，実物を指差すなど，さまざまな方法が使われます．実用コミュニケーション訓練では，音声言語以外のコミュニケーション手段を効果的に使用できるよう訓練を行います．例えば，携帯電話やカメラで写真を撮り，コミュニケーションに使用します．また，手書き入力でパソコンの入力を行うなど，IT機器を利用したコミュニケーション訓練なども行うことがあります．

　多くの失語症がある人にとって，パソコンのローマ字入力は困難です．タブレットやスマートフォンでは，手書き入力や音声入力などで文字を入力することができ，ローマ字での入力が困難な失語症の人でも文字を入力できる場合があります．その人に残存した機能を利用してIT機器を使用できるようにすることも重要なリハビリテーションです．

集団訓練

失語症になるとコミュニケーションが困難になるため，外出の機会が減ってしまったり，コミュニケーションをとることについて消極的になってしまうことも少なくありません．失語症の集団訓練では，同じ失語症の人同士が集まるため，コミュニケーションに問題があったとしても安心して参加し，コミュニケーションをとることができます．コミュニケーションの機会が確保され，人とコミュニケーションをとることの喜びを再び感じることで，外の世界へ出ていく自信が生まれ，社会参加へとつながっていきます．

失語症の回復

失語症の回復は，脳の状態や年齢によって異なり，人それぞれです．回復の段階は，発症からの時期に合わせて，おおまかに3つに分類され，リハビリテーションの内容も変わってきます．各時期に合わせたリハビリテーションが必要になります．

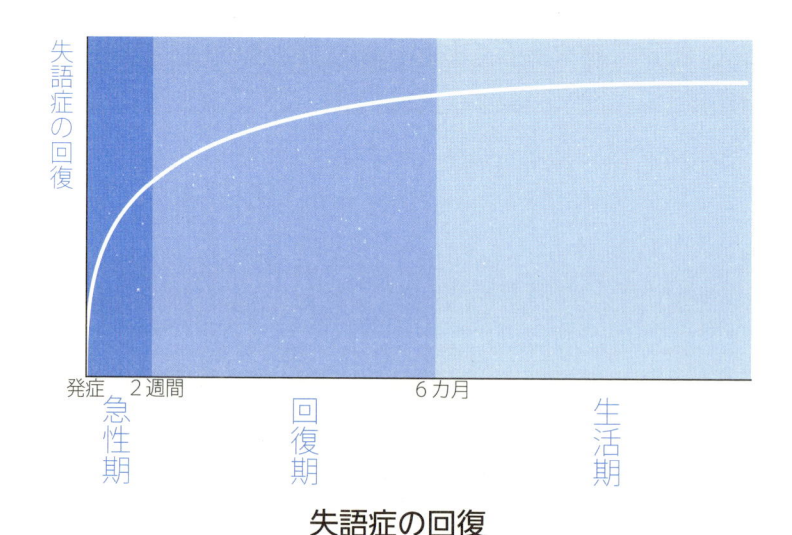

失語症の回復

急性期

　発症から1カ月程度の時期をいいます．病気の治療や合併症のコントロールを行いながら早期離床を目指し，寝たきりにならないようにリハビリテーションを行います．言語聴覚士は，おおまかに言語症状を把握し，本人や家族に言語症状や，適しているコミュニケーション方法について説明します．

回復期

　急性期を過ぎ，発症から6カ月程度までの時期をいいます．この時期になり全身状態が安定すると，比較的に集中的なリハビリテーションが可能になってきます．言語聴覚士は，言葉の状態や学習能力を調べるための検査を行いながら言語の状態を細かく分析し，今後のリハビリテーションの計画や内容を検討します．

生活期

　回復期に続く，概ね発症後6カ月以降の時期をいいます．この時期に残っている失語症状は，完全に回復することは難しい場合があります．そのため，言語機能そのものに対するアプローチだけではなく，言葉以外のコミュニケーションを工夫したり，環境調整を行うことなどが重要になってきます．

失語症の具体的なイメージをもつために

9. 事例（失語症）

Aさん（40代，男性，右利き）
障害名：重度ウェルニッケ失語
原因疾患：クモ膜下出血（左中大脳動脈瘤破裂）

発症前の生活

　Aさんは不動産会社に勤務する会社員．東京郊外に在住し，家族は妻と長男（小学校5年生）との3人暮らし．生活は仕事中心で9時〜21時までは会社で働き，それから帰宅するという忙しい生活を送っていました．

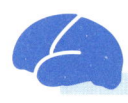

発症当時の様子

　会社での勤務中に失語症の症状が出現．取引先と電話中に突然言葉がうまく出なくなり，会話を続けることができなくなってしまいました．これはおかしいと思いましたが，その状況を言葉で伝えることができないため，なんとか身振りで異変を伝え，同僚に電話を代わってもらい，その場をやりすごしました．直後に救急車で会社近くの病院に搬送され，クモ膜下出血（左中大脳動脈瘤破裂）の診断となり即日入院となりました．

初期の言語症状

話す：リハビリテーション開始当初は，「えーっと」「んー」「えー」以外の発話はほとんどみられず，意味のある言葉（有意味語）の表出は認められませんでした．

聞く：「猫」などのごく簡単な単語の理解も困難な状態で，聞き返しも多く，語音認知にも低下が疑われました．また，簡単な日常会話レベルの理解も困難な様子がみられました．

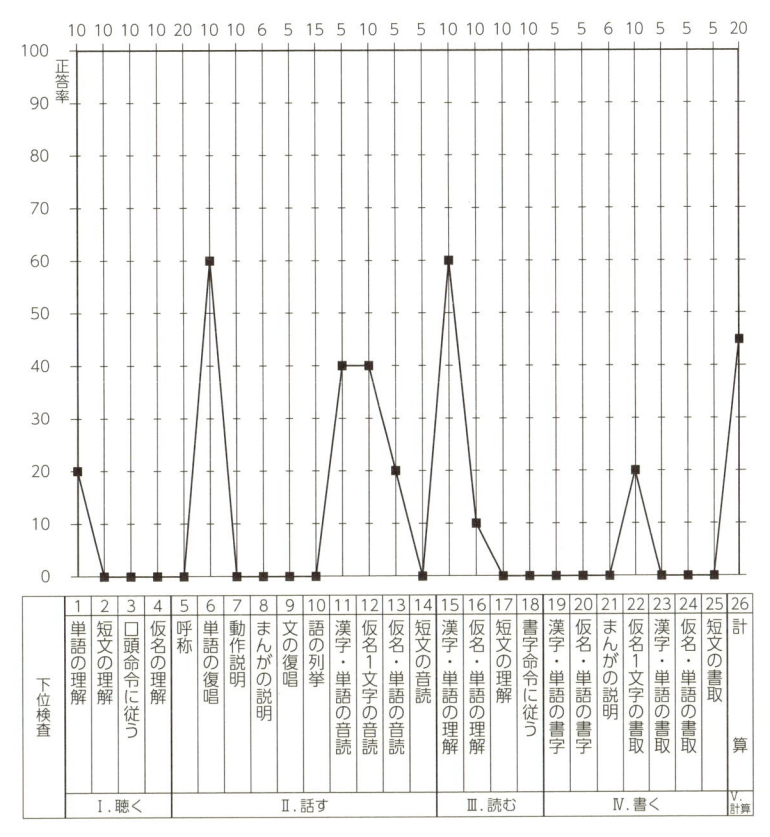

Aさん発症時の標準失語症検査(SLTA)プロフィール

読む：聞くと同様に，ごく簡単な単語も理解が困難でした．
書く：自分の名前・住所を書くことも困難でした．

リハビリテーション

　身体面の障害はごく軽度であったため，入院でのリハビリテーションは1カ月で終了し，Aさんは自宅近くのクリニックにて外来でリハビリテーションを受けることになりました．このころには，健常者と同程度の発話量となり，文レベルの発話もされるようになりましたが，音韻性錯語（「メガネ」を「しがね」という）や，語性錯語（「宿題」を「スパゲッティ」という）が頻出し，Aさんの発話を理解するには聞き手の推測が多く必要な状態でした．理解面では日常会話の理解は可能となっていましたが，訓練場面では依然として単語レベルの理解から困難さがみられていました．

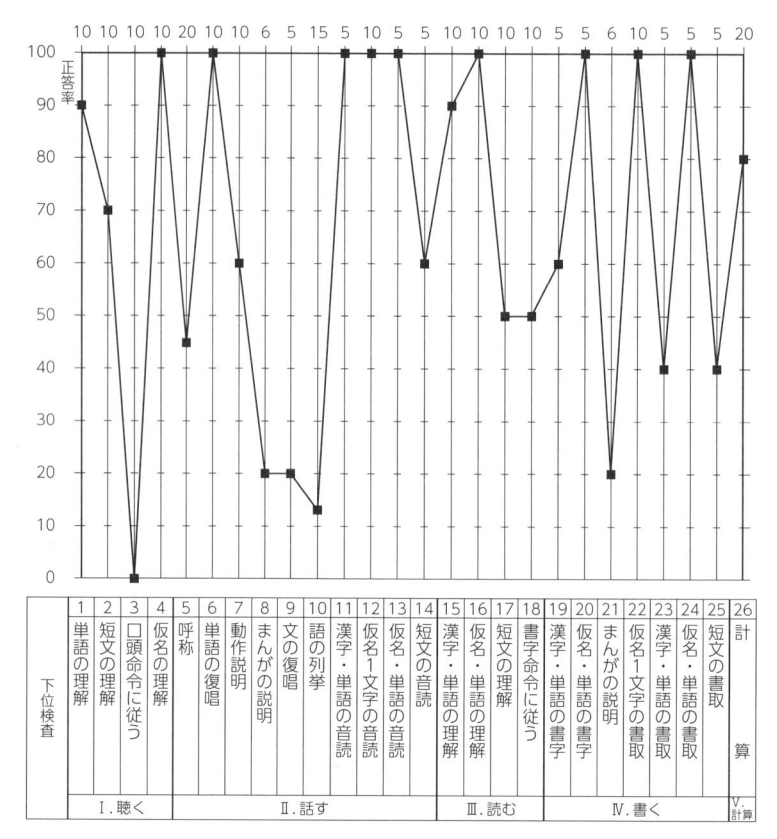

Aさん発症1年後の標準失語症検査（SLTA）プロフィール

　外来でのリハビリテーションは，週5回の頻度で集中的に実施され，まずは絵カードを使用した刺激法による単語レベルの聴理解・呼称・書称訓練や文レベルの読解・音読訓練が実施されました．言語機能が徐々に改善してくるに伴い，テープに吹き込まれた文章や数字の書きとり，4コマ漫画をみてストーリーを書字説明するなどの複雑な課題へと代わっていき，発症1年半の経過時点では失語症の重症度は中等度にまで改善し，日常会話レベルのやりとりは，概ね可能なレベルまでになりました（発症1年半後の標準失語症検査の結果提示）．その後は，日記の作成や携帯電話・パソコンの操作などの訓練も実施しました．携帯電話で通話をすることは可能ですが，メールを送受信することにはいまだに困難さが残っています．

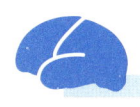

コミュニケーションをとるうえでの工夫

　Aさんの生活には手帳が欠かせません．人の名前や出かけた場所，みた映画のタイトルなどの固有名詞を思い出すことが特に難しいため，手帳には職場の同僚の名前や地名，映画のタイトルなどがびっしりメモされています．コミュニケーションをとる際には手帳をみて必要な単語を思い出したり，相手に手帳をみせながら情報を伝えられるよう工夫を欠かしません．失語症がある人の場合，文字を思い出して書くことは困難であっても，みた文字を写して書くことは可能であるため，見本になる文字があればメモをすることは可能です．Aさんは気になった情報に関してはこまめにメモをとるように心がけています．

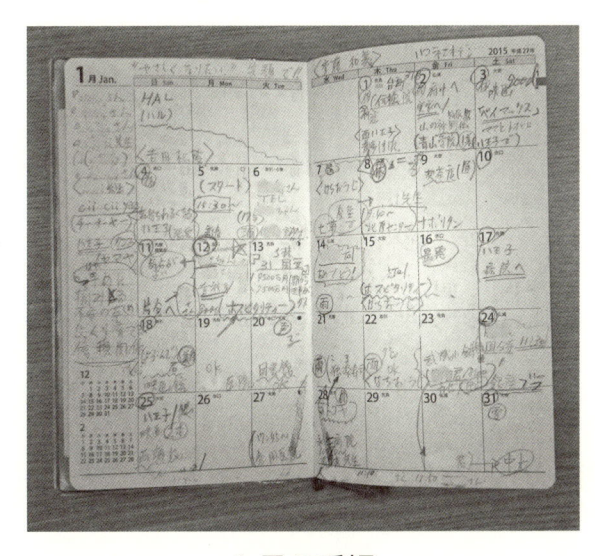

１月の手帳 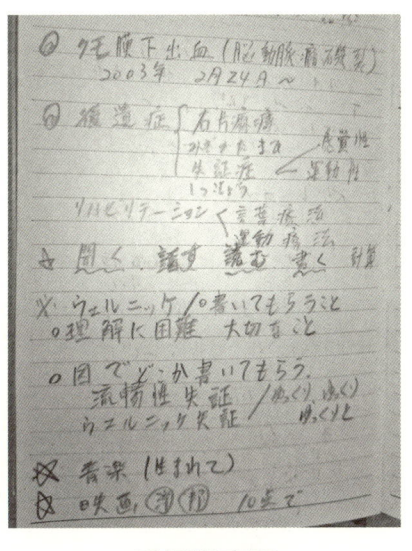　　　　　　　　　手帳現病歴

再就労に向けて

　元の営業職に戻ることを希望していましたが，取り引きなどの複雑なやりとりは困難であり，残念ながら元の会社への復職はかないませんでした．失語症がある状態で40代半ばでの新規就労は困難であることから，リハビリテーションスタッフと検討し，障害者手帳を取得して障害者枠を利用しての就労を目指すことになりました．ハローワークや障害者職業セ

ンターの担当窓口に足を運び，障害者枠求人の合同説明会にも何度も参加しました．事務補助の仕事などは，電話やパソコンの操作が必須であることから，清掃などの仕事を探し，大手鉄道会社の施設管理の業務に再就労をすることになりました．現在は，施設内敷地の清掃，芝刈り，資源ごみの回収分別など，失語症による影響が少ない仕事をしています．再就労直後は疲労感も強くありましたが，徐々に仕事に慣れ，外仕事で自然に触れ合うことや，同じように障害をもつ同僚の人ととの付き合いにも楽しさを見出されるようになり，継続して仕事をしています．

趣味活動について

発症前の生活は仕事中心でしたが，発症後は生活スタイルも変わり，余暇活動をどう過ごすかに力を入れるようになりました．週末は飲食店や美術館，映画館，コンサートなど，新しい場所に積極的に出かけられています．また，出かけた先の情報が記載されているパンフレットやチラシ，店名が記載されている箸袋などを持ち帰り，コミュニケーションをとる際に活用しています．

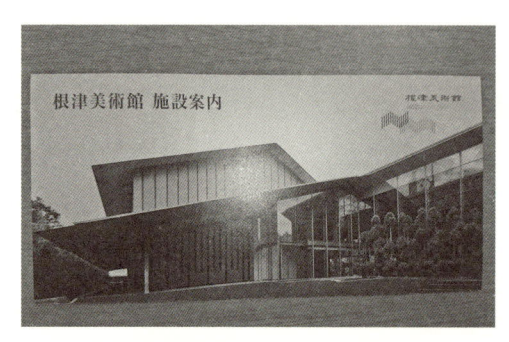

美術館パンフレット　　　趣味の情報ノート

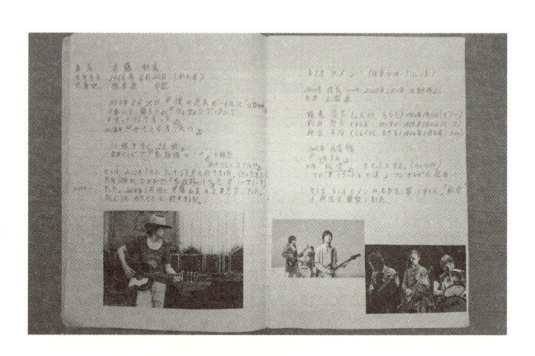

失語症の人にとって，言語情報だけで構成された本を読むといった活動は苦手な場合が多いですが，TVや映画などは映像などの非言語的な手がかりが多数あり楽しむことができます．もともと映画好きのAさんはDVDを借りるなどして映画を楽しんでいますが，字幕のスピードについて行くことが難しため，洋画は吹き替えでみるようにするなど工夫をしています．

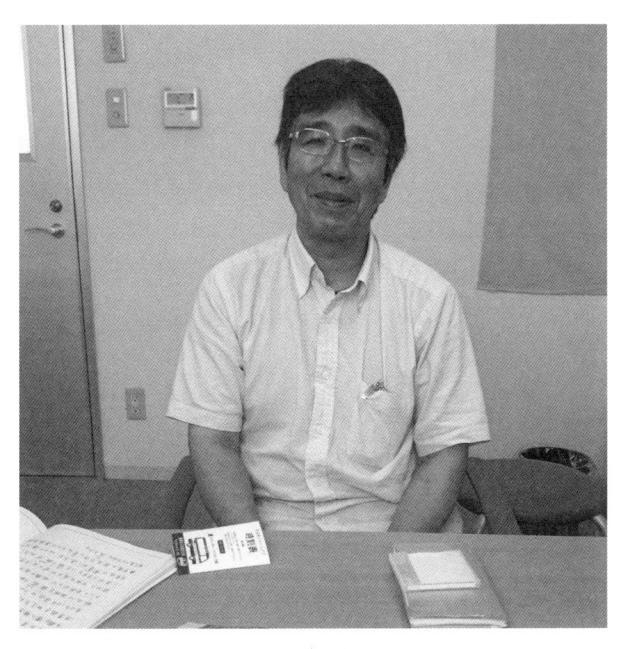

Ａさん

　失語症になりながらも，新たな仕事をみつけ，日々の生活を楽しんでいるＡさん．今でも月1回となった言語聴覚士によるリハビリテーションに通っています．なかなか言葉がうまく話せず苦労することはありますが，いろいろな人と話をして興味をもったことに挑戦してみること，生活の中で楽しみをみつけることが，大事だと語られています．

第5章

高次脳機能障害と認知症

自分にも周りの人にも「わかりにくい」障害

1. 高次脳機能障害とは

　高次脳機能は，どのような原因で障害されるのでしょうか．そして，高次脳機能が障害されるとどのようなことが起こるのでしょうか．

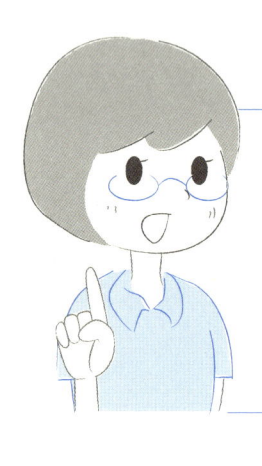

ポイント！

1. 目にみえないので周囲に理解されにくい障害
2. 二大原因は脳血管障害と脳外傷
3. 脳の損傷部位によってさまざまな症状が出現

高次脳機能障害とは

　高次脳機能障害とは，なんらかの原因により脳が損傷を受けたために，言語，行為，対象認知，記憶，思考などの高次の精神活動が障害された状態です．手足の麻痺などのように目にみえる障害ではなく，障害の種類によっては，いっけん何も問題がないように振る舞うことができるため，周囲から理解されにくい傾向があります．

原　因

　高次脳機能障害の原因は，脳梗塞などの脳血管障害，事故などによる脳外傷，脳炎，脳腫瘍，低酸素脳症などです．
　脳血管障害のように，脳の特定の場所に損傷が生じた場合は，高次脳機能障害は病巣に対応した「巣症状」として出現します．一方，脳外傷や低

酸素脳症などで脳が全般的に損傷された場合は，多彩な症状が現れます．
　症状が徐々に現れてくる場合が多い認知症とは異なり，高次脳機能障害は原因疾患の発症と同時に，つまりある日突然，障害が出現する場合が多いことも特徴的です．

主な症状

　脳のどの部分に損傷が起きたかによって，以下のように現れる症状は異なります．
【言語の障害（第4章「失語症」を参照）】
・言葉がうまく話せない．
・話が理解できない．
・読み書きができない．
【行為の障害（失行）】
・使い慣れた道具が使えない．
・洋服を着たり脱いだりできない（着衣失行）．

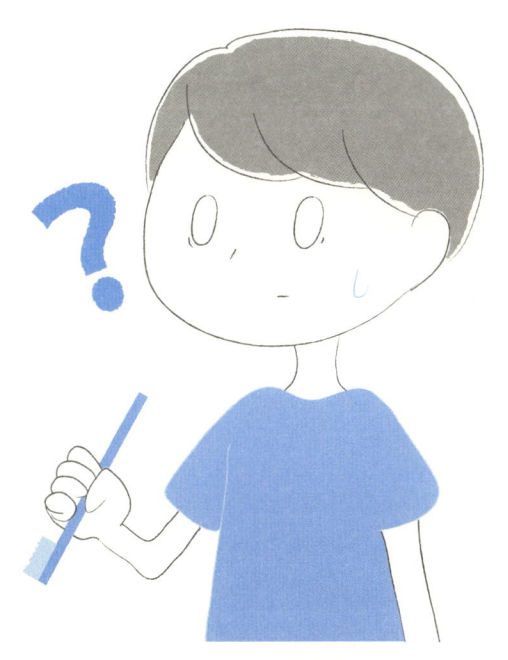

使い慣れた道具が使えない　　　　洋服を着たり脱いだりできない

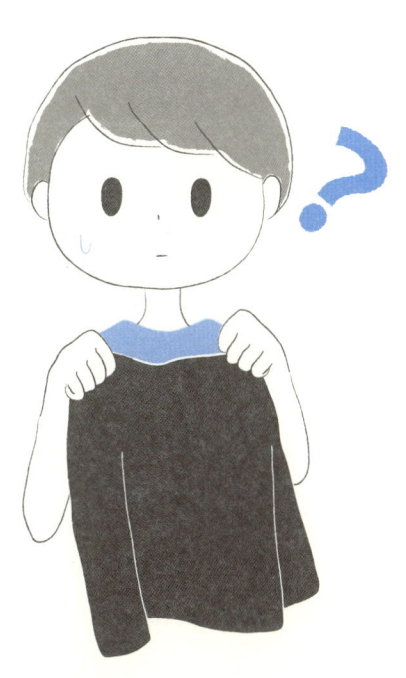

【対象認知の障害（失認）】
・みたものが何だかわからない（視覚失認）．
・聞こえてきた音が何だかわからない（聴覚失認）．
・麻痺した自分の身体に気づかない（身体失認）．

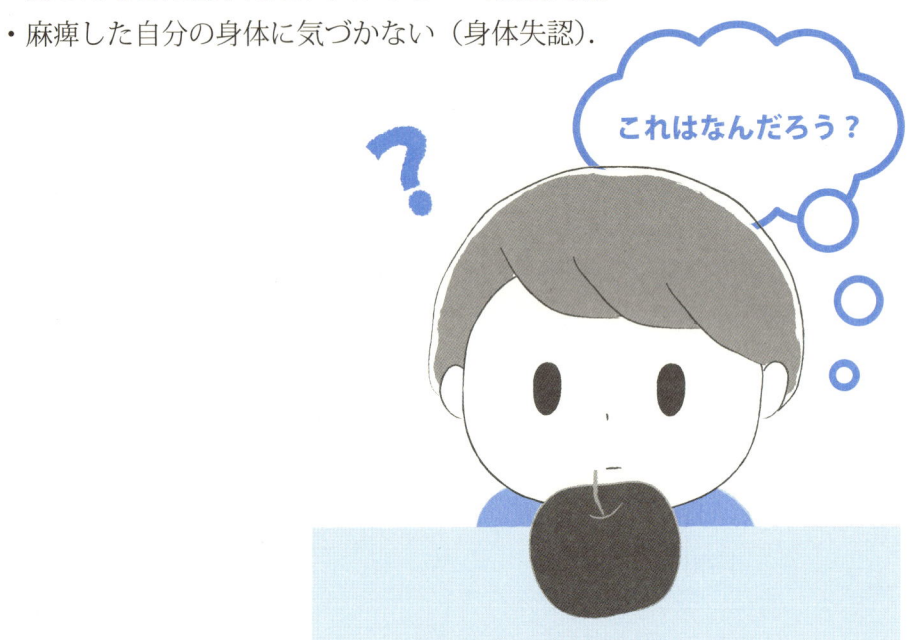

みたものが何だかわからない

【半側空間無視】
・空間や対象の片側半分に注意が向けられない．

空間や対象の片側半分に注意が向けられない

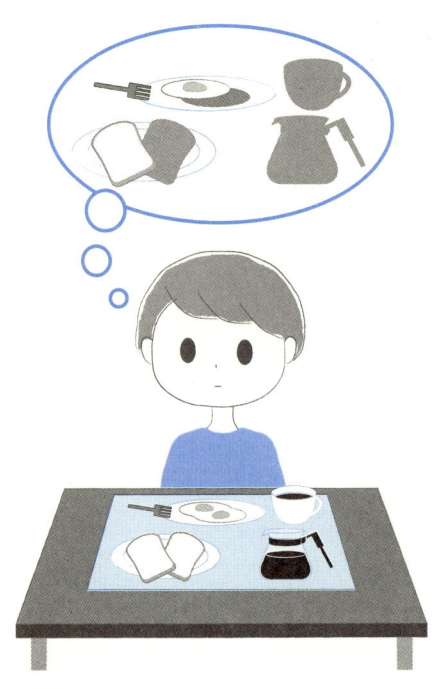

【地誌的障害】
・よく知っている場所で迷ってしまう．

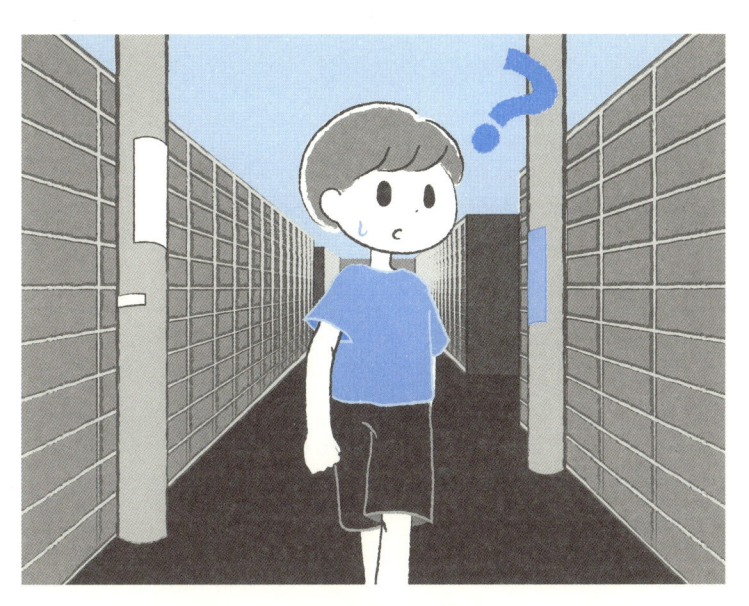

よく知っている場所で迷ってしまう

【記憶障害】
・体験したできごとを忘れる．
・新しいできごとを覚えられない．
・同じことを繰り返し質問する．
・作り話をする．

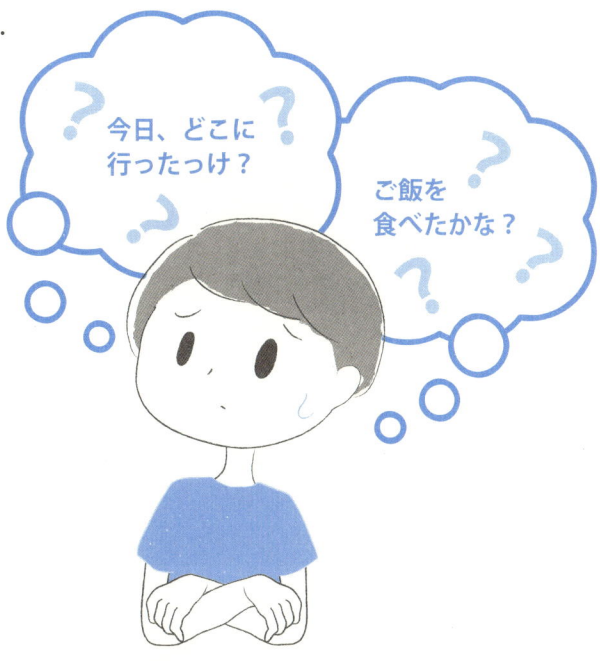

今日、どこに行ったっけ？
ご飯を食べたかな？

体験したできごとを忘れる

【見当識障害】
・ここがどこであるかわからない.
・今がいつであるかわからない.
・相手との社会的関係がわからない.

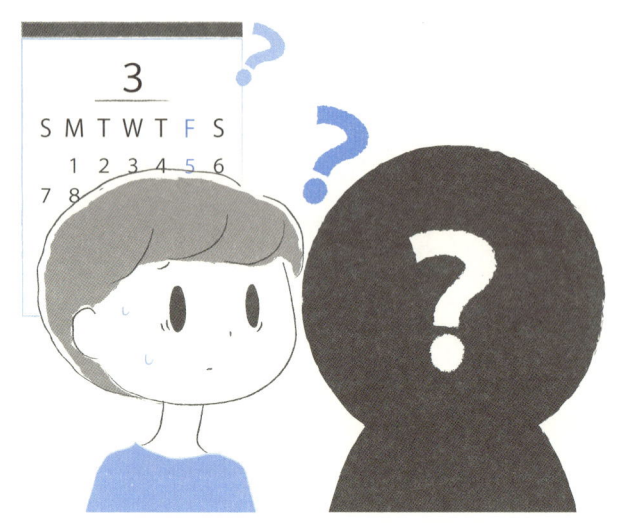

今はいつ？　この人は誰？

【注意障害】
・簡単な作業でもミスが多い.
・2つのことを同時に行うと混乱する.
・気が散りやすく作業を長く続けられない.

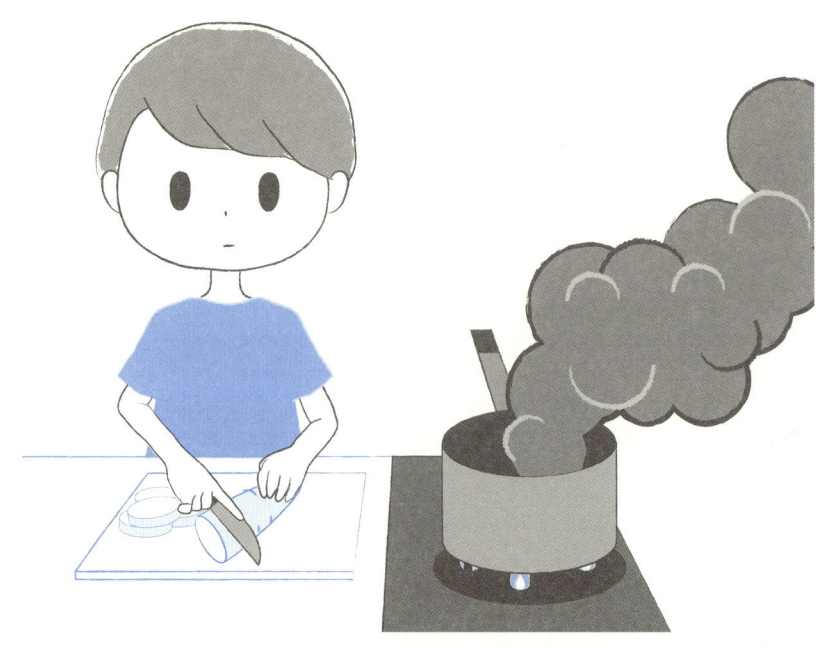

2つのことを同時に行うことが難しい

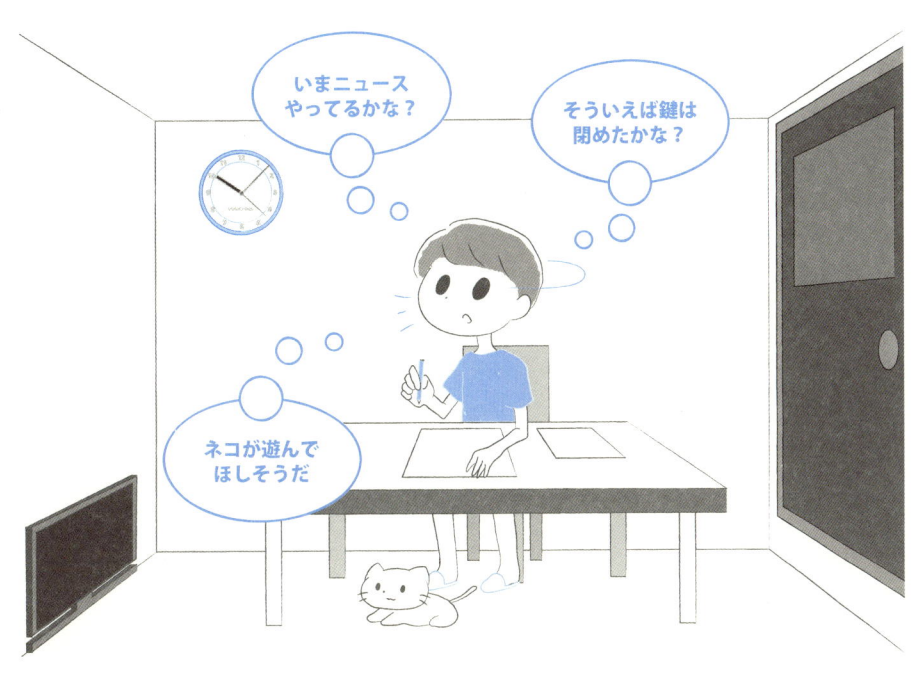

気が散りやすい

【遂行機能障害】
・自分で計画を立ててものごとを実行することができない．
・段取りよく進められない．
・約束の時間に間に合わせられない．
・同じ間違いを繰り返す．

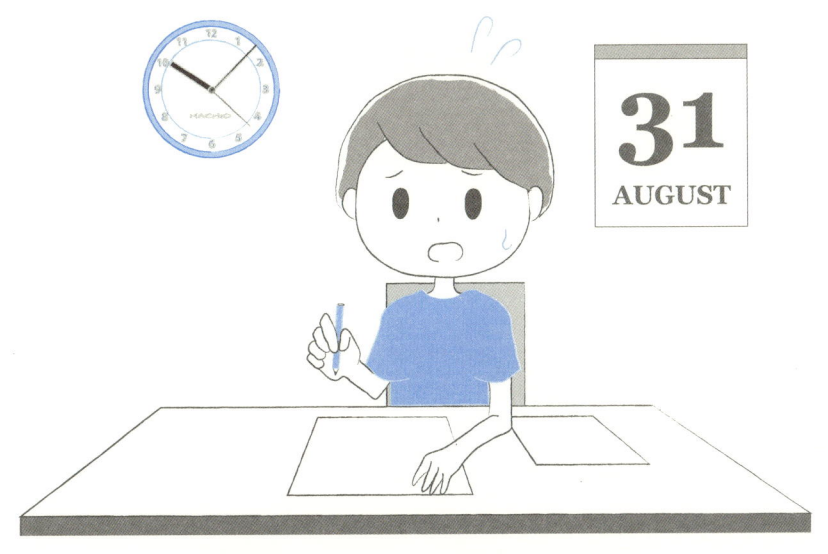

計画的にものごとを進められない

【社会的行動障害】
・感情や欲求のコントロールができない．
・怒りやすく，興奮して暴力を振るう．
・自己中心的になる．
・やる気がでず，何ごとにも興味がもてない．

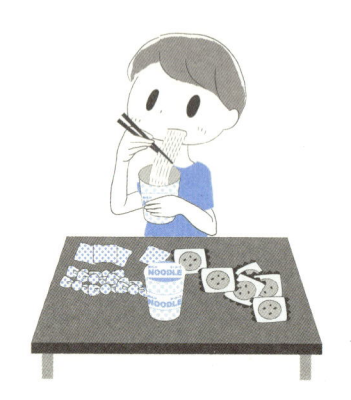

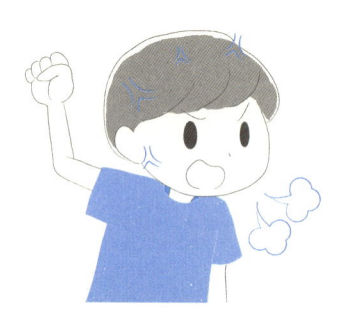

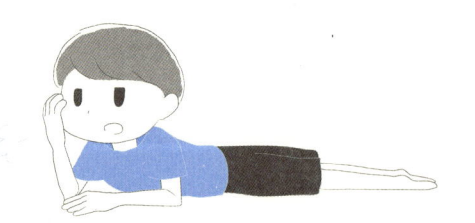

感情や欲求のコントロールができない

怒りやすく，興奮して暴力を振るう

やる気がでず，何ごとにも興味がもてない

Column 厚生労働省による高次脳機能障害の定義について

厚生労働省では，特に交通事故などの後遺症による高次脳機能障害について，その主要症状を記憶障害，注意障害，遂行機能障害，社会的行動障害として，失語症，失行，失認などは含めていません．一般に，この厚生労働省による高次脳機能障害の診断基準（2008年）は「行政上の定義」と呼ばれ，本書で説明した従来の医学的定義と区別がされています．

目にみえない問題点を明らかにする

2. 高次脳機能障害の評価

高次脳機能障害は，どのような手順で評価・診断されるのでしょうか．高次脳機能障害の評価の目的や概要について紹介します．

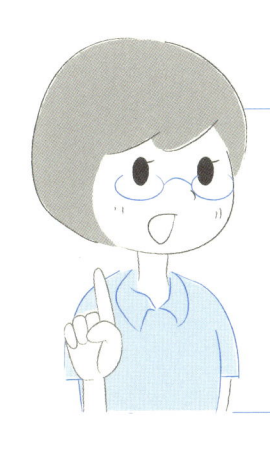

ポイント！

1. 神経心理検査で高次脳機能の詳細をチェック
2. 場面が変わると今までできたことが突然できなくなることがある
3. 画像診断で脳の損傷部位と状態を確認

神経心理検査

神経心理検査は，失語，失行，失認，記憶障害など，さまざまな高次脳機能障害の症状に対して，症状を数値化して客観的に評価するための検査です．これらを行うことによって，各症状の有無や重症度を評価します．

主な神経心理検査

障害名	主な検査
行為の障害（失行等）	標準高次動作性検査
対象認知の障害（失認）	標準高次視知覚検査
半側空間無視	BIT 行動性無視検査
記憶障害	日本版ウェクスラー記憶検査（WMS-R） リバーミード行動記憶検査
注意障害	標準注意検査法（CAT）
遂行機能障害	遂行機能障害症候群の行動評価法（BADS）

神経心理検査は，診断のためだけのものではなく，生活上で生じている困難の原因を探り，今後起こりうるトラブルを回避・対処するために重要な役割を果たしています．苦手な点だけでなく，本人にとって得意な点にも着目することで，代償手段活用の可能性なども検討することができます．

行動評価

　机上で行う神経心理検査だけでは，生活上の問題点を完全に把握することは困難です．実際の生活場面を観察したり，本人の生活をよく知っている人から情報を収集することで，高次脳機能障害を総合的に評価していきます．また，高次脳機能障害の特徴として環境が変わると，今までできていたことでも，うまくできなくなってしまうことがあります．退院，社会復帰など，環境が変化する際には十分な注意と支援が必要です．

画像診断

　高次脳機能障害の診断をするためには，脳に損傷があることを確認する

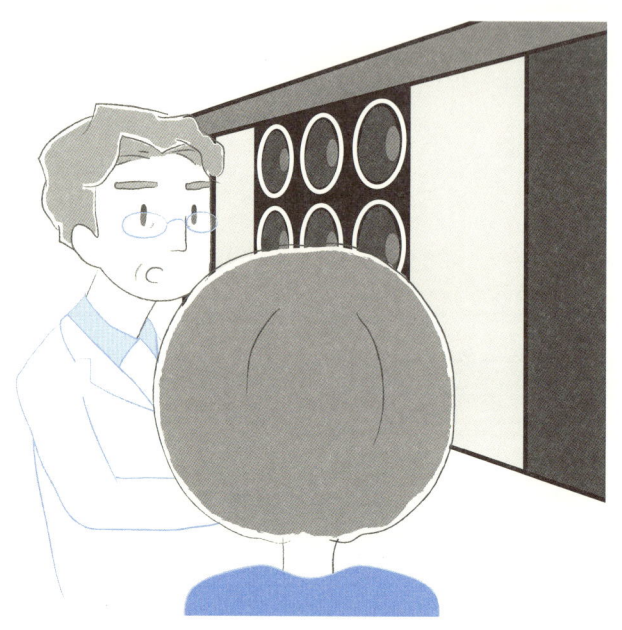

頭部 CT や MRI などによる画像診断

必要があります．脳損傷の部位や大きさを知るために，頭部 CT や MRI などによる画像診断が行われます．

得意なことを活かす

3. 高次脳機能障害のリハビリテーション

高次脳機能障害に対するリハビリテーションでは，どのようなことを行うのでしょうか．

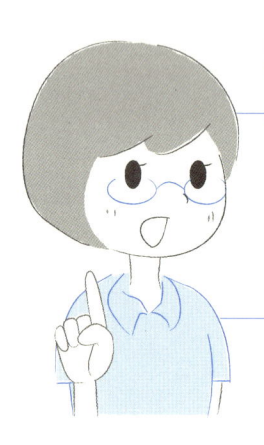

ポイント！

1．症状の特性に応じた対応を
2．代償手段の獲得や環境調整が重要
3．障害に対する気づきを促す

問題に応じて具体的に対処対応する

　高次脳機能障害の症状の多くは，残念ながら治療や訓練によって完治させることは困難です．そのためリハビリテーションでは，苦手なことを上手にできるようにすることよりも，できることや得意なことを活かして苦手な部分を補っていくというアプローチが中心になります．
　高次脳機能障害の特徴として，応用がききにくい場合が多いので，家庭や職場で生じた問題点に対しては，一つずつ具体的に対処法を考え実践していくことになります．その際，環境調整や周囲の人々への啓発活動（その人の症状や，対応のコツを理解してもらうための働きかけ）も非常に重要になってきます．また，集団リハビリテーションは自分の障害に対する気づきを促したり，感情コントロールや対人スキルの練習をする場として大きな役割を果たします．
　各障害や症状に応じたさまざまなリハビリテーションの方法が考案されていますが，いずれもすぐに身に付いてその効果が現れるというものではなく，根気強く繰返し練習することで定着を図っていきます．

症状別に行うリハビリテーションの例

障害名	リハビリテーションの例
記憶障害	・代償手段の利用（メモリーノート，アラーム，タイマー，パソコンやスマートフォンのカレンダーやリマインダー機能の利用など） ・手続き記憶の利用（反復練習をして身体で覚える）
注意障害	・注意賦活課題（間違い探し，抹消課題など） ・指さし確認などの習慣づけ
遂行機能障害	・To do リストの作成＆実行
半側空間無視	・安全管理の習慣づけ（歩行や車いす走行時など） ・配置や声掛けの工夫
社会行動障害	・ソーシャルスキルトレーニング（対人場面において，自分の行動が他者にどう受け取られるか，どのように振る舞うのが望ましいのかについて具体的に学ぶ）

ポイントを絞って具体的に

4. 高次脳機能障害がある人との コミュニケーションのコツ

高次脳機能障害の症状は多種多様なため，その人にとっての最良の方法はそれぞれ異なります．ここでは効果的なコミュニケーションのコツを紹介します．

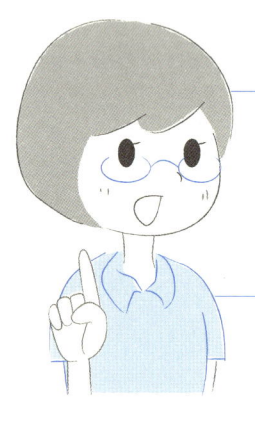

ポイント！

1. 会話に集中できる環境を
2. 情報は簡潔かつ具体的に
3. 聞いて確認，みて確認

できるだけ刺激の少ない場所で対応する

気が散らずに会話に集中できる環境を整えるようにします．

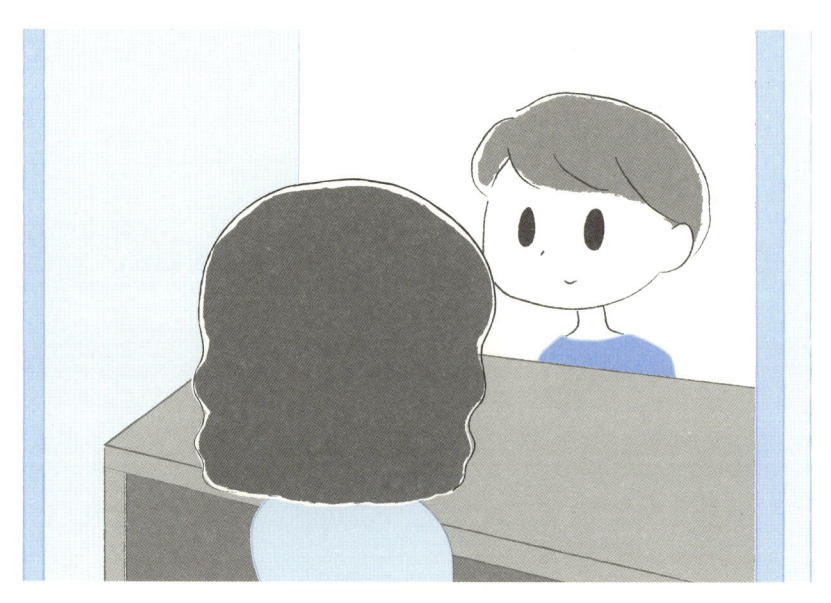

できるだけ刺激の少ない場所で対応する

注意を喚起してから話をする

話し手に注意を向け，聞く姿勢が整ったら話を始めるようにします．

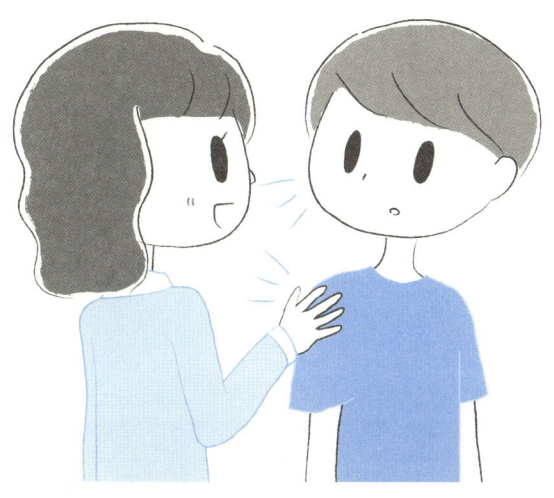

注意を喚起してから話をする

情報は簡潔かつ具体的に伝える

情報を伝えたり，指示をする時には，あいまいないい方は避け，短く，具体的に伝えます．

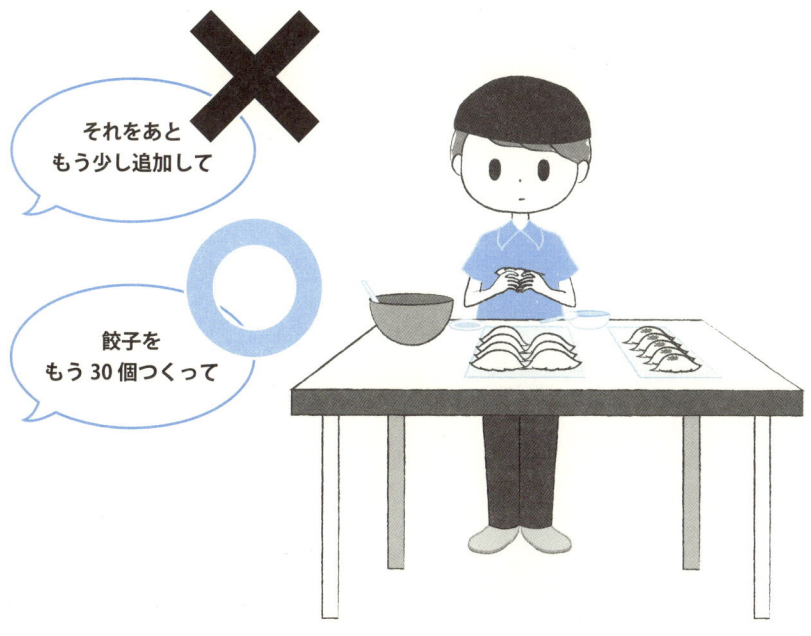

それをあと もう少し追加して

餃子を もう30個つくって

情報は簡潔かつ具体的に伝える

一度に一つの内容

　一度に複数のことを理解したり，覚えたり，実行したりするのは非常にたいへんです．内容を整理して，一つひとつ順番に処理していけるようにします．

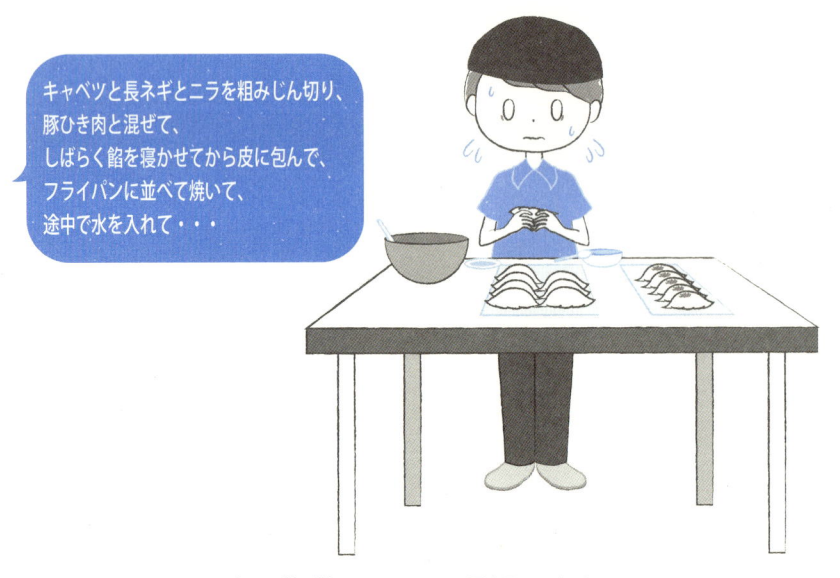

キャベツと長ネギとニラを粗みじん切り，
豚ひき肉と混ぜて，
しばらく餡を寝かせてから皮に包んで，
フライパンに並べて焼いて，
途中で水を入れて・・・

一度に複数のことは理解できない

言葉だけでなくメモや図（みて確認できるもの）を利用する

　話を聞くだけでは十分に情報が理解できない，覚えていられない場合には，メモや図など，目でみて確認できるものを示すとよいでしょう．

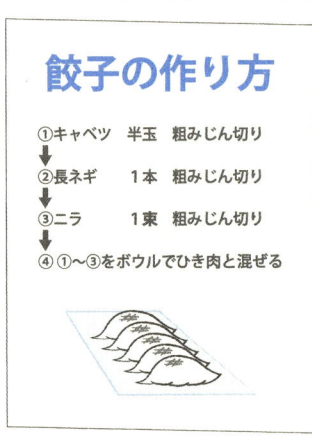

餃子の作り方
① キャベツ　半玉　粗みじん切り
② 長ネギ　　1本　粗みじん切り
③ ニラ　　　1束　粗みじん切り
④ ①〜③をボウルでひき肉と混ぜる

メモや図を利用する

声にだして確認する

情報の見落とし，聞き落とし，勘違いなどを防ぐために，項目を1つずつ指さして確認をしてもらったり，聞いた内容を本人の口から説明してもらったりするなどの工夫をすると安心です．

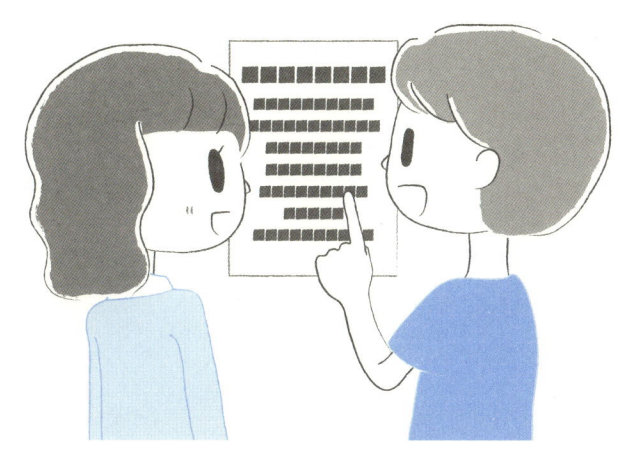

声に出して確認

せかさない

焦ると普段できていることも，うまくいかなくなってしまいます．病前と比べて一つひとつのことに時間がかかるようになるので，それを見越して，ゆとりをもったスケジュールを立てて，ゆったりとした気持ちで接します．

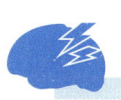

興奮している時には，その場から離れて落ち着くまで待つ

感情のコントロールがきかなくなっている時には，場所や話題を変えて，それが収まるのを待ちます．

疲労に注意する

病前と比べて非常に疲れやすくなっています．何かをする際には，こまめに休息をとるなどの配慮が必要です．

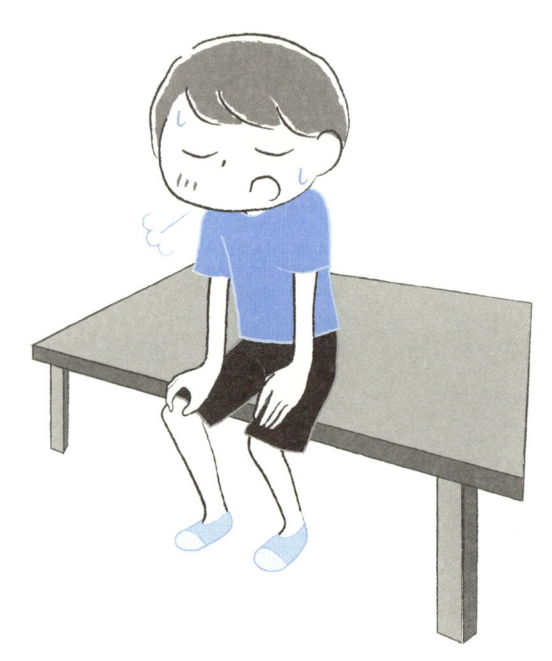

疲労に注意

Column 社会資源を利用する

　高次脳機能障害の診断を受けると，精神障害者保健福祉手帳を取得することができます．これを利用することで，日常生活上や税制上でさまざまなサービスを受けることができるようになります．また，65歳以上の人あるいは40歳以上で原因が脳血管疾患の人は，介護保険を利用したサービスが受けられます．

　病院などを退院した後の継続支援として，各都道府県には高次脳機能障害者への支援拠点機関（リハビリテーションセンター，大学病院など）および支援コーディネーターが配置されています．その人の状態とニーズに応じて，就労や就学（およびその準備）の支援，授産施設などでの支援，在宅や施設での生活支援など，さまざまな支援を受けることができます．なお，詳細は地域の福祉事務所などに問い合わせてください．

高次脳機能障害の具体的なイメージをもつために

5. 事例（高次脳機能障害）

Mさん（50代，女性，右利き）
障害名：重度遂行機能障害，中〜軽度注意障害，中等度記憶障害
原因疾患：クモ膜下出血（前交通動脈瘤破裂）

発症前の生活

　Mさんは夫と二人暮らしの主婦です．社交的な性格のMさんは，平日は地元の喫茶店でアルバイトをしていました．

発症初期の様子

　ある日の夜，入浴中に倒れているところをご主人に発見され，近所の病院に救急搬送，クモ膜下出血の診断で入院となりました．
　発症後約1年は意識障害が強く，肺炎や水頭症などのさまざまな合併症を患い，危険な状態が続きました．その後，徐々に全身状態が落ち着き，発症当初みられた左片麻痺は，ほぼ消失，見守りや声かけがあれば基本的な日常生活動作は可能で，食事も普通のものを食べられるようになりました．

高次脳機能評価

　発症約1年半後，自宅退院を目標に，高次脳機能に関する詳細な評価が行われ，リハビリテーションを開始することになりました．
　評価の結果，いわゆる知的機能に著しい低下はなく，行為障害，失認，半側空間無視なども認められませんでした．失語症の症状はありませんでしたが，文脈を把握したり行間を読んだりすることは，ときに難しいことがありました．全般的に，言語を介する課題のほうがパズルなどの非言語的課題よりも好成績でした．

注意，記憶，遂行機能の3つの障害を認めました．注意に関しては，一つのことに集中することはできますが，複数のことを同時に行うことは難しい状態でした．記憶に関しては，覚えること自体は可能でしたが，覚えたことを適切な時に思い出すことが困難でした．遂行機能に関しては，与えられたことをそのとおりに実行することは概ね可能でしたが，自分で段取りを考えることはきわめて困難でした．

リハビリテーション

評価の結果，Mさんは，①言語を用いた手がかりが使いやすい，②指示があれば，行動すること自体は概ねできる，③複数のことを同時に行うのは難しい，ということがわかりました．そこでリハビリテーションでは，朝起きてから夜寝るまでの1日の中で，できるだけ具体的な「やることリスト」を作成し，リストを参照しながら行動する練習を繰り返しました．最初は，リストの一部を抜かしてしまったり，同じことを繰り返してしまったり，リストをみないでやろうとして混乱したりと，なかなかスムーズに行動ができない状態が続きました．しかし，練習の繰り返しに加え，リストを音読する，やることを指差しで確認する，できたらチェックを付けるなどの工夫をしていくことで，リストをみながら正確に作業をすることができるようになっていきました．

```
チェック      入浴の手順
 □    1. 替えの下着を脱衣場に持っていく
           □パンツ
           □ブラジャー
           □シャツ
 □    2. パジャマを脱衣場に持っていく
 □    3. バスタオルを浴室入口脇のタオル掛けに掛けておく
 □    4. 服を脱ぐ
 □    5. 脱いだ服を脱衣籠に入れる
 □    6. シャワーを浴びる
                ・
                ・
                ・
```

やることリスト

社会復帰

　Mさんは，発症から約2年後に退院しました．退院してしばらくは週1〜2回の外来リハビリテーションを受けて，家庭での生活が安全にできるよう環境調整や訓練が行われました．また，リハビリテーションがない日には，定年で家にいる時間が長くなったご主人とともに，高次脳機能障害者の当事者・家族会などに積極的に参加するなど，絶え間なく努力を続けられました．

　その後，自立訓練施設や就労移行支援施設などの社会資源を利用し，退院から3年が経過したころには，週3回のパートタイムで軽作業の仕事ができるまでになりました．

　平日はパートタイムの仕事に精を出し，休日はご主人とともに美術館やコンサートに行くなど，余暇活動を楽しむこともされています．

もの忘れ≠認知症

6. 認知症とは

認知症とは，どのような状態のことを指すのでしょうか．

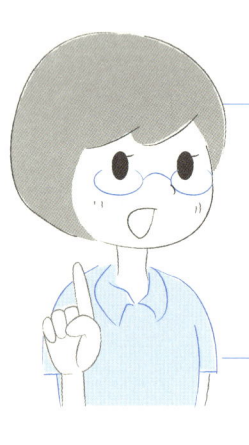

ポイント！

1. 記憶，言語，注意など複数の認知機能に障害
2. 社会生活に支障をきたすようになった状態
3. 一時的な症状ではなく持続する

認知症とは

　認知症とは，脳の病変によって記憶や言語などの複数の認知機能（一度発達したさまざまな知的機能のこと）が後天的に低下した状態が持続し，その結果，社会生活に支障をきたすようになった状態です．つまり，以下の5点が満たされると認知症という診断になります．
　①脳の病変（脳の細胞が壊れること）によるものであること．
　②記憶，言語，注意など，複数の認知機能が障害されること．
　③一度獲得された機能が失われること（発達障害ではない）．
　④その状態が持続すること．（一時的な混乱や意識障害ではない）．
　⑤生活に支障をきたすこと．
　健康な状態と認知症の中間（グレーゾーン）にあたる症状として，軽度認知障害（MCI：Mild Cognitive Impairment）があります．これは，記憶に機能低下があるものの全般的な認知機能は保たれ，日常生活を支障なく送れる状態を指します．

認知機能の障害と行動・心理の問題

7. 認知症の症状

　認知症の症状は，中核症状と周辺症状の2つの側面に分けられます．それぞれどのようなものでしょうか．

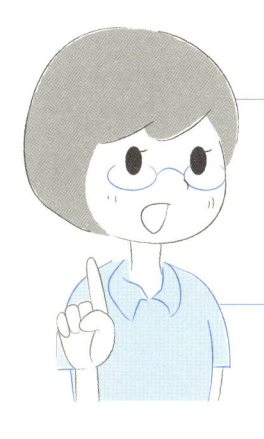

ポイント！

1. 中核症状は認知機能の障害
2. 周辺症状は行動や心理的な問題
3. 周辺症状は改善が可能

中核症状と周辺症状

　認知症がある人には，どのような症状がみられるのでしょうか．認知症には「中核症状」と呼ばれるものと「周辺症状」と呼ばれるものがあります．中核症状とは脳の病変によって生じるものであり，基本的には認知症に必ず出現する症状であって徐々に進行していく症状です．記憶障害，見当識障害，注意障害，思考・判断力の低下，遂行機能障害，失語・失行・失認などの認知機能の障害が，これにあたります．これに対して周辺症状は「認知症に伴う行動と心理の症候（BPSD：Behavioral and Psychological Signs and Symptoms of Dementia）」とも呼ばれるもので，多くの人に出現し介護を困難にしますが，薬物療法や対応の仕方，環境調整などで改善することが可能な症状です．徘徊，暴言・暴力，不潔行為，収集癖，食行動異常，介護への抵抗，睡眠障害，不安・焦燥，幻覚・妄想，抑うつなどがこれにあたります．

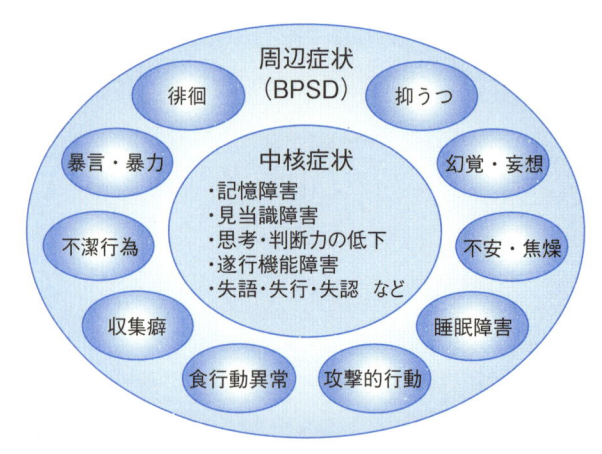

認知症の中核症状と周辺症状

認知症の代表的な症状

中核症状	記憶障害	新しいものごとや日常のエピソードが覚えられなくなる．進行するにつれて覚えていたことも忘れる
	見当識障害	今現在が，「いつ（日付・時間の見当識）」で，「どこ（場所の見当識）」にいるのかという状況把握が難しくなる．進行すると，身近な人が「誰（人物の見当識）」だかわからなくなることがある
	注意障害	周囲からの刺激に対し，必要なものに意識を向けたり，重要なものに意識を集中させたりすることが，うまくできなくなる
	思考・判断力の低下	考えるスピードが遅くなる．些細な変化にも混乱しやすくなる．一度に処理できるものごとの量が少なくなる
	遂行機能障害	ものごとの段取りを考えたり，それをスムーズに実行したりすることが難しくなる
	失語・失行・失認	言葉の理解・表出が難しくなる（失語）．熟練していた動作（着衣，食事など）が難しくなる（失行）．みたものが何だかわからなくなる（失認）
周辺症状	徘徊	歩き回ったり，外へ出たがる．他者には，その目的が理解しがたいことが多い
	暴言・暴力	些細なことで暴言を吐いたり暴力をふるったりする
	不潔行為	トイレ以外の場所で用を足す．弄便（便を手でこねて壁に擦り付けるなど）をする
	収集癖	通常は集めることに意味があるとは思われないような特定のものを集め，引き出しなどに隠しためておく
	食行動異常	食べ物以外のものを食べる（異食）．他人の食べ物に手を出す（盗食）．食べない（拒食）
	介護への抵抗	入浴や着換え，起居動作の介助を嫌がる
	睡眠障害	不眠や中途覚醒，早朝覚醒がある．昼と夜が逆転する
	不安・焦燥	落ち着かない．イライラしやすい
	幻覚・妄想	実際にないものがみえたり，いない人の声が聞こえる（幻覚）．ものを盗まれた（もの盗られ妄想）といったり，誰かに嫌がらせをされている（被害妄想）といったりする
	抑うつ	気分が落ち込んでやる気が出ない．意欲や興味・関心が低下する

原因が違うと症状も違う

8. 認知症を引き起こす病態と特徴

　認知症と一口にいっても，その原因によって特徴的な症状が異なります．ここでは4つの認知症の種類とその特徴について紹介します．

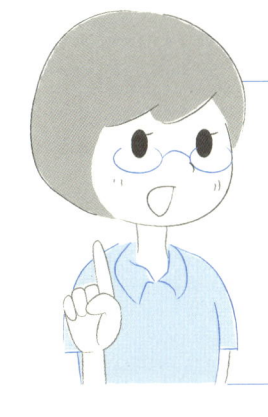

ポイント！

1. アルツハイマー型認知症，脳血管性認知症，レビー小体型認知症の順で多い
2. 原因によって特徴的な症状が異なる
3. うつや意識障害は認知症と間違えやすいので要注意

認知症の種類

　日本人に多い認知症としては，①アルツハイマー型認知症（約50～60％），②脳血管性認知症（約15～30％），③レビー小体型認知症（約10～20％）の3つがあげられます．アルツハイマー型認知症では，その2/3程度に脳血管障害の合併があるのではないかといわれています．そして，前述の3つに④前頭側頭型認知症を加えた4つについて，その特徴を解説していきます．

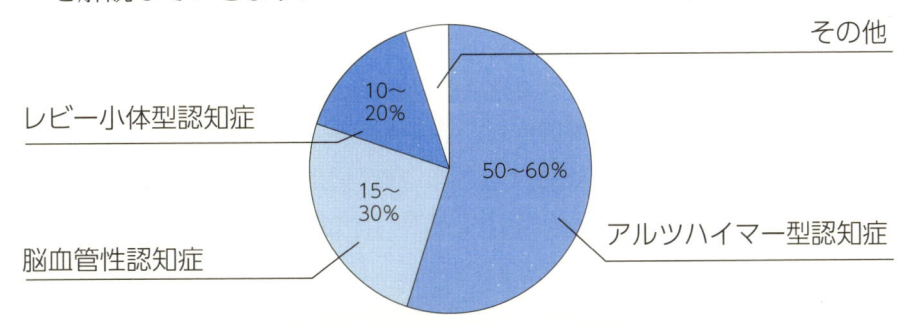

認知症患者数のタイプ別割合

- アルツハイマー型認知症：50～60％
- 脳血管性認知症：15～30％
- レビー小体型認知症：10～20％
- その他

アルツハイマー型認知症の特徴

　脳内にβアミロイドという物質がたまり，脳細胞が破壊されることによって起きる認知症です．症状は徐々に現れ，進行して行きます．もの忘れで始まることが多く，記憶障害が主たる症状です．また，記憶をつかさどるといわれている脳の「海馬」という場所に萎縮がみられることが特徴です．進行するにつれて，見当識障害，遂行機能障害，失語，失行，失認などが出現します．「嫁に財布を盗まれた」というような，もの盗られ妄想が頻出します．脳血管障害の合併がなければ，通常は麻痺などの身体障害はみられません．

脳血管性認知症の特徴

　脳梗塞や脳出血などの脳血管障害が原因で，突然，認知症の症状が出現します．脳のどの部分がどの程度損傷を受けたかによって症状は異なります．また，損傷を受けていない部分の機能は保持されているのが特徴です（俗にいう「まだらボケ」）．治療やリハビリテーションによって改善が期待できるのも大きな特徴です．なお，皮質下血管性認知症では，いわゆる脳卒中発作を伴わずに少しずつ進行する場合もあるので注意が必要です．

レビー小体型認知症の特徴

　脳内にレビー小体という物質が異常にたまることによって起きる認知症です．症状は徐々に現れ，進行して行きます．非常にリアルな幻視がみえることが特徴です．初期から，身体のバランスが悪くなり転倒しやすくなるなどの身体症状（パーキンソニズム）が出現します．自律神経に障害が出ることも多く，起立性低血圧，排便障害，失禁などが起きやすくなります．記憶障害は，初期には目立たないこともありますが，進行すると著明になってきます．幻視や身体症状に対しては薬が効きやすいといわれています．症状は変動することが特徴的で，数時間，数日の経過で明らかな変動がみられる場合があります．

前頭側頭型認知症の特徴

　脳の前頭葉と側頭葉が萎縮していくタイプの認知症です．脳のどちらの部分の萎縮がより強いかによって，大きく2つのタイプに分けられます．
　一つは前頭葉の萎縮がより強いタイプ（ピック病など）です．怒りっぽくなるなどの性格変化や，平気でものを盗んだり同じ行動を執拗に繰り返したりするなどの行動異常が特徴です．アルツハイマー型認知症と違って，初期には記憶などの認知機能は保たれていることも特徴的です．精神病と間違われやすいので診断には注意が必要です．
　もう一つは，側頭葉の萎縮がより強いタイプ（意味性認知症など）です．言葉の意味（語義）がわからなくなることに始まり，進行とともに，ものをみても触ってもそれが何だかわからなくなるなど，ものごとの「意味」そのものが崩壊していくことが特徴です．このタイプでも行動異常はしばしば認められます．

認知症と間違えやすい病気

　認知症と間違えやすい症状を呈する病気として，「うつ病」と「意識障害（せん妄）」があります．うつ病では，気分の落ち込みや集中力の低下のためにものごとに注意が向かず，結果としてものごとを覚えられないという事態が起こります．せん妄とは重度の病気やケガなどによって一時的に意識が混濁している状態です．そのため，その場に即さない行動やちぐはぐな受け答えがみられます．アルツハイマー型などの一般的な認知症との主な違いは，いずれも①急に症状が現れる（認知症は緩やかに症状が現れてきます）点と，②原因となる病気が回復すれば認知症にみえた症状が消失する点です．

認知機能，行動観察，画像診断など，多角的な視点から総合的に評価

9. 認知症の評価

認知症は，どのような手順で評価・診断がされるのでしょうか．

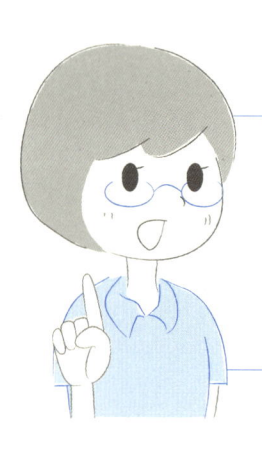

ポイント！

1. 本人の普段の様子をよく知る人からの情報収集が大切
2. 神経心理検査で認知機能をみる
3. 画像・血液・遺伝子診断などで原因を究明

評価・診断の概要

認知症の評価・診断は，本人や家族への問診，行動観察による評価，神経心理検査，画像診断，血液検査などの結果を総合的に判断してなされます．最近では，認知症に関与する遺伝子（65歳未満で発症する若年性アルツハイマー病に関する遺伝子など）が発見されており，遺伝子診断も行われるようになってきています．なお，これらの総合的な評価・診断は病院の「もの忘れ外来」などで受けることができます．

問診・行動観察による評価

本人や家族から，日常生活の様子を聞いたり行動観察をしたりすることで，認知症の有無や重症度の評価をします．その際に用いる評価尺度として，臨床的認知症尺度（CDR：Clinical Dementia Rating），N式老年者用

精神状態尺度（NMスケール）とN式老年者用日常生活動作能力評価尺度（N-ADL：New Clinical Scale for Rating of Activities of Daily Living of the Elderly），行動評価による老人知能の臨床的判断基準（柄澤式），Functional Assessment Staging（FAST）など，さまざまなものがあります．これらは，日常生活の各場面における状態像を把握することから認知症の有無や程度を評価するもので，言語による意思疎通が困難な場合でも評価が可能です．

問診の場面では，本人が記憶障害のために正確な情報を伝えることができない，また実際には深刻な問題があるにもかかわらず，まったく問題がないかのようにうまくとり繕ってしまうといったことが多々あります．正確な情報を得るためには，身近にいて生活の様子をよく知る人からも情報を確認するなどの配慮が重要です．

神経心理検査

認知症の中核症状である，記憶障害，見当識障害，注意障害，思考・判断力の低下，遂行機能障害，失語，失行，失認などについての検査です．

手順として，まずは認知症の有無や重症度をおおまかに把握する目的でスクリーニング検査を行います．代表的なものに改訂長谷川式簡易知能評価スケール（HDS-R：Hasegawa's Dementia Scale for Revised），Mini Mental State Examination（MMSE）があげられます．どちらの検査も場所を選ばず10分程度で実施できるので，多くの病院や施設で用いられています．いずれも30点満点で，HDS-Rでは20点以下，MMSEで23点以下が認知症の疑いありと判断されます．しかし，本人の体調や意欲，失語症，難聴，うつ症状などの影響で得点が悪くなる場合があるので注意が必要です．

記憶，注意，遂行機能などの個々の認知機能について，より詳しく状態を把握する必要がある場合には，それぞれの機能に応じた神経心理検査（「2．高次脳機能障害の評価」を参照）を行うことがあります．これらの検査は，重症度が進むと判断力や集中力の低下などにより，実施自体が難しくなっていきます．また，検査を受けることで生じる心理的な負担や疲労なども考慮して，いたずらに検査を行うのではなく，目的を考えて必要な検査のみを行うようにすることが重要です．

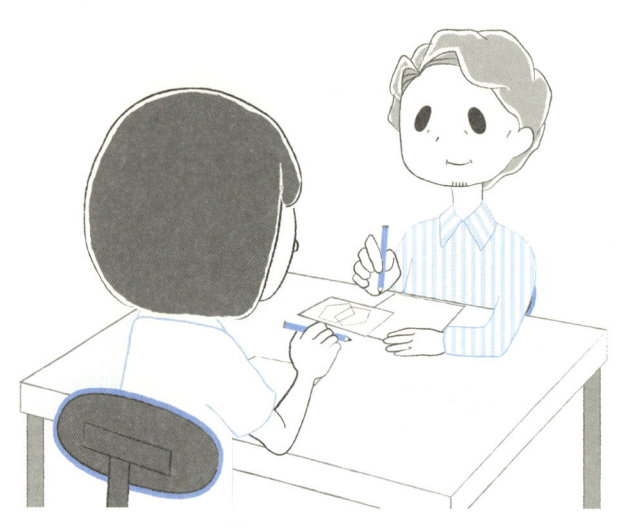

神経心理検査

画像診断

頭部 CT, MRI, 脳血流検査などで脳の様子（萎縮，梗塞，血流低下など）を確認します．

血液検査

認知症のような症状を引き起こす身体の病気ではないことを確認するために行われます．

生きる喜びを感じるために

10. 認知症のリハビリテーション

　認知症のリハビリテーションは，いわゆる機能回復を目的としたものではありません．その人がいきいきと豊かに生活できるようにするための支援をしていきます．

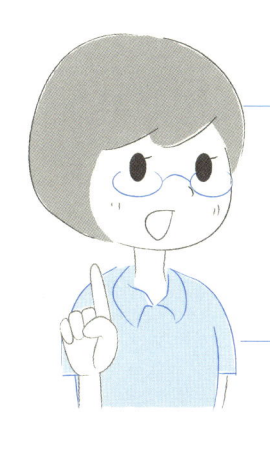

ポイント！

1. リハビリテーションで認知機能を劇的に回復させることは難しい
2. 体を動かしたり心に働きかけたりする活動で周辺症状を改善

目的と内容

　認知症に対するリハビリテーションとしては，回想法（自分の人生の歴史や過去の懐かしい思い出を語ることによって，精神の安定化を図る方法），リアリティーオリエンテーション（今日の日付や今いる場所などを繰り返し提示し，現実認識を深める方法），音楽療法，芸術療法，運動療法，学習療法，アニマルセラピーなど，さまざまな取り組みが行われています．いずれも，中核症状を改善させるためのものではなく，活動をとおして喜びや楽しさを感じてもらったり，ものごとへの意欲や興味をかき立てたりすることで，周辺症状を緩和し，認知症の人の生活を豊かにしていくことを目的としています．

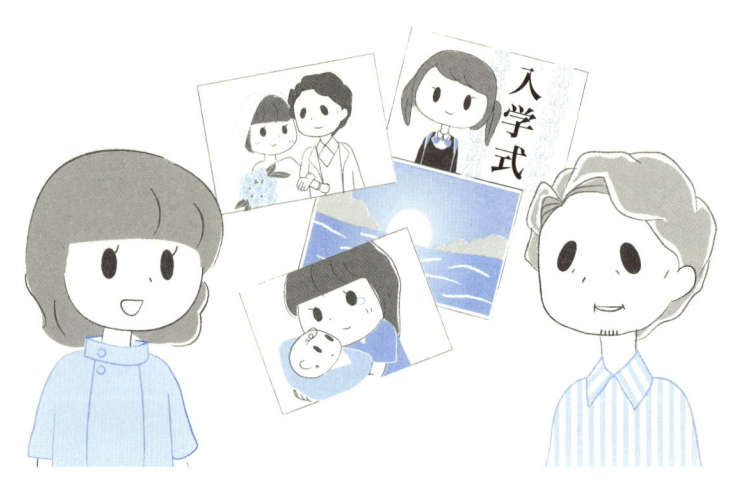

回想法

Column 認知症の薬

　残念ながら現在のところ，認知症の中核症状を完治させる薬はありません．アルツハイマー型認知症に対しては，中核症状の進行速度を緩やかにする目的で，ドネペジル塩酸塩（商品名：アリセプト）やメマンチン塩酸塩（商品名：メマリー）などが使われています．

　認知症の種類にかかわらず，周辺症状に対しては症状に応じて，抗うつ薬，抗精神病薬，睡眠薬などが用いられることがあります．

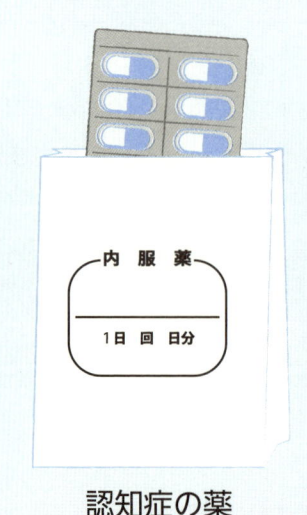

認知症の薬

ゆったりと「本人が今いる世界」に寄り添う

11. 認知症がある人とのコミュニケーションのコツ

　ここでは認知症の人と接するうえでのコツを紹介します．介護者ががんばりすぎずに，心と体力に余裕がある状態で接することも重要です．

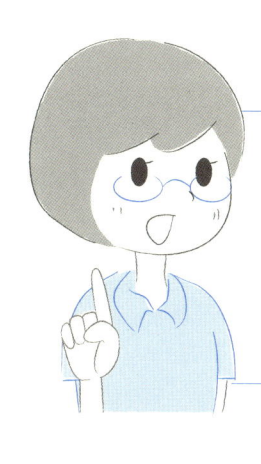

ポイント！

1. 反論せず訴えに傾聴し受容する
2. 行動や発言の意味を推測する
3. 共感や敬意を示す
4. 伝える時にはゆっくり，はっきり，簡潔に

周辺症状を緩和する接し方

　先にも述べたとおり，介護者を悩ませている認知症の周辺症状の多くは，接し方によって大きく改善される可能性があります．では，どのような接し方をするとよいのでしょうか．

肯定し受け入れる

　たとえ本人のいうことが現実と異なっていたとしても，本人の主張を肯定し，受け入れる態度で接すると，こだわりや興奮が治まりやすくなります．例えば，今あたかも本人が生まれた遠い故郷にいるかのような話をするなど，見当識障害が強い人に対しても「本人が今いる（と思っている）世界」を否定せず，その世界に寄り添うことで安心し落ち着きやすくなります．

発言や行動の意味（理由）を推測する

　落ち着きなく歩き回る，大きな声を出す，乱暴になるなど，さまざまな問題となる行為には，たいていの場合，本人なりのなんらかの理由があります．会話や行動観察を通じてその理由を推測し，できるだけ本人の意に沿った形で対応することによって，問題が緩和されることがあります．

感情に配慮する

　感情の働きは，認知症のかなり末期まで保持されています．何かに失敗した際，否定されたり叱られたりすると，失敗したエピソード自体は忘れてしまっても，嫌な感情だけが残ります．同様に，子ども扱いされたり，プライバシーが侵害されたりと尊厳が傷つけられるような態度をとられると，当然，屈辱的で不快な感情が引き起こされます．周りの人は，「この人は，ぼけちゃってるから何もわからないし感じない」という態度は絶対にとってはいけません．
　反対に，周りの人がこまめに声かけをして，その人らしさに興味や関心をもち，繰り返し話す昔の話に傾聴して差し上げることで，穏やかでよい感情が残るようになります．また簡単な作業や家事など，本人にできることはしてもらい，それに周りが感謝を示すことで，誰かの役に立っているという自信や達成感を感じてもらうことも大切です．

ゆったりと傾聴する

　会話の際は，本人のペースに合わせて焦らずゆったりと話に傾聴します．ゆっくり待ってあげることで，いいたいことがすぐに出てこなくても，安心して話すことができます．また，本人の若いころの話などを聞く（回想法といいます）ことで，不安や焦燥感が軽くなり，自信を取り戻し，いきいきとした表情になることがあります．特に話を聞いている時は，異論を挟んだりせず，共感的な態度で接することが大切です．

感覚・認知機能に配慮する

１．視力・聴力の低下
　本人から顔がみえやすい位置，声が聞こえやすい位置に近づいた状態で話をします．

２．注意が向かない，それる
　本人から顔がみえやすい位置で呼びかけるなど，注意をこちらに向けてから話をします．

３．記憶力の低下
　忘れてほしくない情報を伝える場合には，紙に書いて目につく場所に貼っておくなど，記憶できなくてもそれを補える工夫をすることが大切です．

４．理解・判断力の低下
　できるだけ簡潔に，わかりやすい表現で伝えます．一度に複数のことを伝えると混乱する場合があるので，何かを伝える時には一つずつ伝えます．

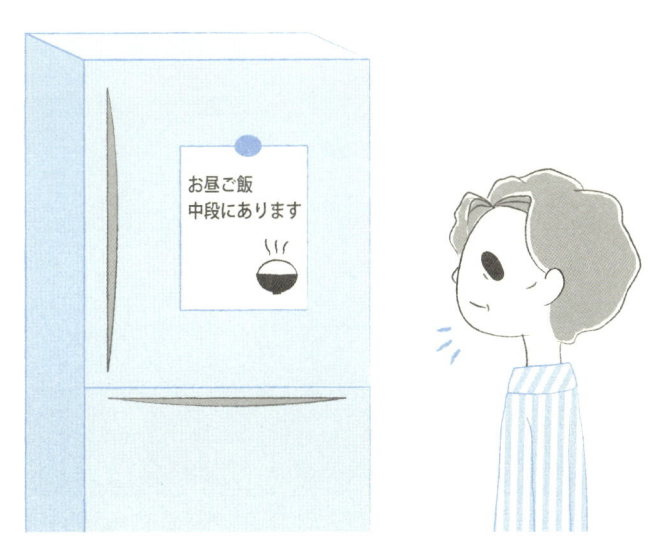

紙に書いて目につく場所に貼っておく

体調を整える

　体調不良が周辺症状を悪化させている場合があります．睡眠や食事時間などの生活リズムを整えることや，脱水・栄養不良に注意すること，便秘にならないようにすることなど，体調を整えることも重要なポイントです．

言葉が通じなくなっても

　認知症が進み，言葉でのコミュニケーションが困難になっても，表情や仕草，眼差しなどから本人の感情を読みとりましょう．その人を優しくみつめ，穏やかなトーンで話しかけながら，手を握ったり体をさすったりすることで，感情を穏やかにして，安心感を与えることができます．

認知症の具体的なイメージをもつために

12. 事例（認知症）

Sさん（90代，女性）
障害名：中～重度アルツハイマー型認知症
既往歴：脳梗塞

介入前の様子

　施設に長期入所中のSさんは，強い食事拒否がありました．栄養不良と脱水に陥ったことをきっかけに，胃瘻（栄養を直接注入するために胃に小さい穴を開けてチューブをつないである）をつくり，それ以来，口からはほとんど何も食べていません．介護への抵抗があり，介護者に対して暴言や暴力がみられました．昼夜逆転の睡眠リズムになっていることも多く，夕方になると落ち着きがなくなる（不穏）こともありました．

食事の摂取再開の転機

　ある日の夕方，言語聴覚士とリハビリテーションをしている時にSさんが落ち着かなくなりました．どうしたのか尋ねてみると「ご飯をつくらなくちゃ」といいます．ちょうどその時，近くの厨房から美味しそうな香りが漂ってきていたのでした．
　Sさんは主婦として元気に家族の世話をしていた若かりし日に戻っていたのでしょうか．「今日はお食事をつくってくれる人がいるから大丈夫ですよ」などと，言葉で説得しても納得してもらえません．そこで，厨房にお願いして少量のご飯と海苔を分けてもらい，一緒におにぎりをつくりました．
　せっかくなので，つくったおにぎりを施設の同じフロアのスタッフに食べてもらうことにして，みんなでテーブルを囲んで食べ始めました．Sさんは満足そうにスタッフの面々を眺めていました．Sさんは久しく口から

食事をとっていませんでしたが，食べる能力が維持されていると言語聴覚士は評価していたので，試しにおにぎりを手渡し，「Sさんもお一ついかがですか」と勧めてみました．すると，おにぎりにかぶりつき，「おいしいねえ」といいながら，とうとう1個食べきってしまいました．

Sさんは，そのおにぎりをきっかけに口から食べることの楽しさを思い出したようでした．その後は，少しずつではありますが口から食事をとることができるようになってきました．

生活の質の向上

しばらくするうちにSさんは，3食ともに口から食事をとれるようになりました．1日3回，決まった時間にベッドから出て食堂に行き食事をとるということを続けていくうちに，生活のリズムができたようで，昼間に眠っていて夜に起き出すということが減ってきました．

食堂では，手足の不自由な人のためにおしぼりをとってあげたり，食後のテーブル拭きをしたり，さまざまな仕事をして，みんなから感謝される機会ができました．すると，徐々にではありますが，穏やかな表情で過ごすことが増え，周囲への暴言や暴力が減ってきました．

それからは症状の波はあるものの，比較的に落ち着いて生活する日々が続いています．

【文 献】
1) 目黒謙一：認知症早期発見のためのCDR判定ハンドブック．医学書院，2008
2) 目黒謙一：痴呆の臨床—CDR判定用ワークシート解説．医学書院，2004
3) 藤田郁代，他（編）：標準言語聴覚障害学 高次脳機能障害学．医学書院，2009
4) 山口晴保（編）：認知症の正しい理解と包括的医療・ケアのポイント．協同医書出版社，2005

第6章

子どもの言語発達障害

ことばが遅い

1. 言語発達障害とは

子どもの言語発達についてみていきましょう．

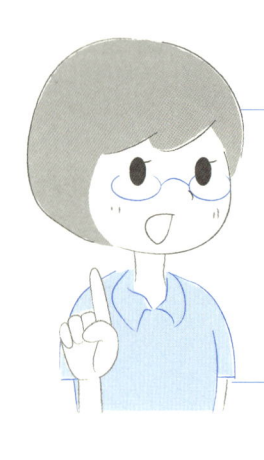

ポイント！

1. 言語発達障害の原因は先天性
2. 言語発達の理論は時代とともに変わる
3. 聞くことと話すことの発達
4. 発達に大切なこと

言語発達障害とは

　平均的な子どもと比べて，その生活年齢で期待されるレベルまで言語が発達していないために，日常生活に困難が生じている状態をいいます．原因は先天性で，言語が発達していく途上で遅れが生じます．交通事故や脳血管障害など突然の原因で言語障害が起きた場合は「後天性言語障害」と呼ばれ，先天性の障害とは区別して考えます．

言語発達の理論は変化する

　1960年代，学習心理学の視点から「言語は外界から与えられた刺激に対する反応である」と，スキナー[1]は唱えました．それに対して，チョムスキー[5]は1980年代以降「言語の発達には脳内に生得的に備わった言語獲得装置が働く」と唱えました．
　現在は，「子どもは視線などを利用して，他者とのコミュニケーション

の中から言語を獲得する」といった「社会認知理論」が，トマセロら[6]によって唱えられています．

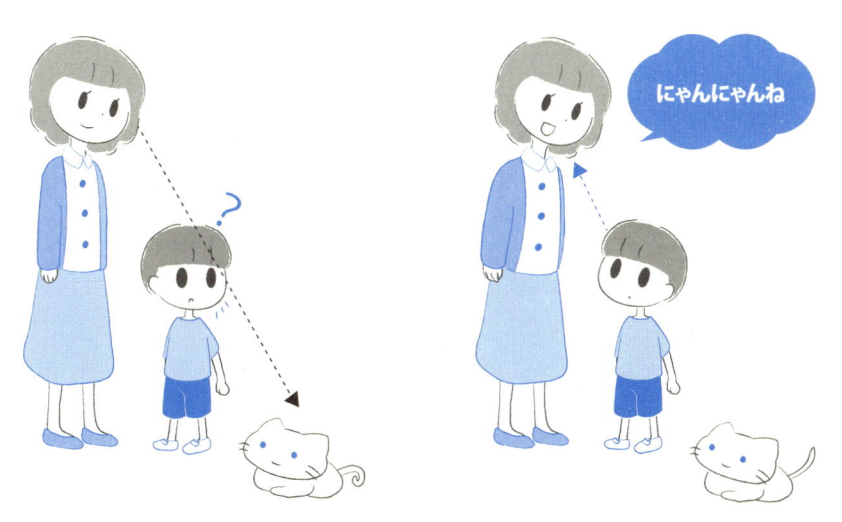

大人がみているものを一緒にみて物の名前を覚えていく
（文献8）より改変引用）

赤ちゃんはお腹の中にいる時から聞いている

　赤ちゃんは，在胎7カ月ごろから母親の声を聞いています．そして，生まれた直後にはもう「ば・ぱ」を聞き分けることができます．日本語に合わせた聞きとりの力がつくにしたがって，最初はできた英語の「r・l」の聞き分けは，10カ月ごろにはできなくなります．日本語では「r・l」を区別する必要はないからです．その後，12カ月ごろまでには長い発話の切れ目が徐々にわかるようになり，単語の認識につながります．

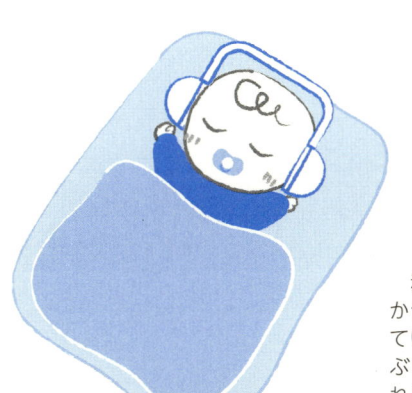

赤ちゃんの聞き取りの実験の様子
赤ちゃんが「ば・ぱ」の聞き分けができることは，聞かせている「ば」の音を「ぱ」に切り替えた時，くわえていたおしゃぶりを強く吸うことからわかります．おしゃぶりを強く吸うのは，音が変わったことに気づいて「あれ？」と思うからと考えられているからです

赤ちゃんの話す仕組みはだんだんできてくる

　赤ちゃんは，3カ月ごろになると骨格が成長してきて，人間らしい声を出せるような準備が整います．離乳初期の4～6カ月ごろは，「あ～，う～」などの母音が主体ですが，その後7～8カ月ごろは「ぐ～，ぶ～」など子音＋母音（g+u，b+u）の音が出せるようになり（喃語），1歳前後に意味あることば（初語，「まんま」など）が出現してきます．

成人　　　　　　新生児

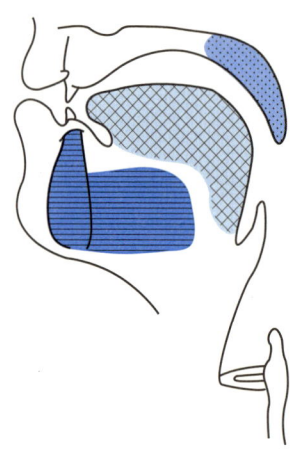

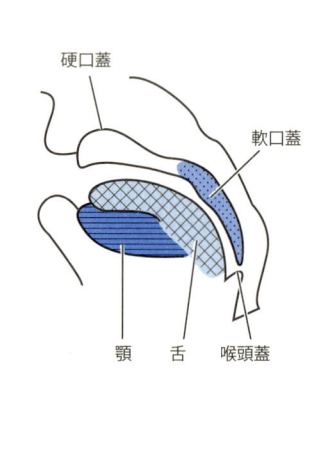

硬口蓋
軟口蓋
顎　舌　喉頭蓋

成人と新生児ののどの形態の比較—生まれてすぐには話せない（文献9）より引用）

言語発達には個人差がある

　言語発達には，個人差があります．そのため，言語発達検査などでは「通過率」という指標が使われます．例えば，「意味ある一語をいう」は早い子では生後9カ月くらいから通過しますが，約75％以上の通過率に達するのは，ほぼ15～18カ月の間です．

```
         1歳    2歳    3歳    4歳    5歳
```

意味ある1語　┣━━▶ 1歳半　　矢印の開始は通過率25％を示す
　　　　　9カ月 1歳　　　　　矢印の黒部分は通過率75％以上を示す
　　　　　　　3カ月

2語文　　　　┣━━▶ 2歳3カ月
　　　　　19カ月 2歳

色の名前1色　　　　┣━━━━▶ 3歳3カ月
　　　　　　　　2歳　　2歳
　　　　　　　　3カ月　9カ月

前後上下の理解　　　　　┣━━━━━▶ 4歳半
　　　　　　　　　　　3歳　　　4歳

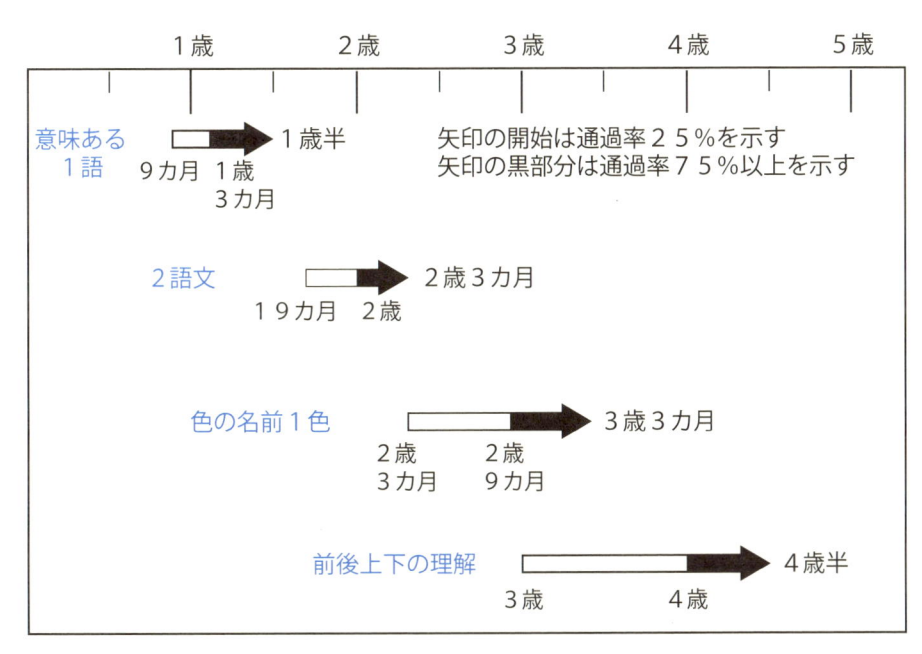

初語，2語文，色の名前が一ついえる，前後上下の理解の発達年齢と通過率（文献10）より改変引用）

ことばの発達に大切なことは何でしょう

　ことばの発達に心配がある時は，まず病院の耳鼻咽喉科に行って聞こえの状態を確認してもらいましょう．新生児聴覚スクリーニング検査で問題がなくても，その後に中耳炎を繰り返したりすると，聞こえが悪くなっていることがあります．

　次に大切なことは，大人の関わりです．子どもにわかりやすい状況の中で，子どもが応じやすいことばをかけているか，振り返ってみましょう．周囲が適切な関わりをしてこそ，ことばを伸ばすことができます．

　最後に，ことばを育てるためには規則正しい生活や楽しい遊びをたくさん経験するなどの，基礎がためが大切だということも忘れてはなりません．

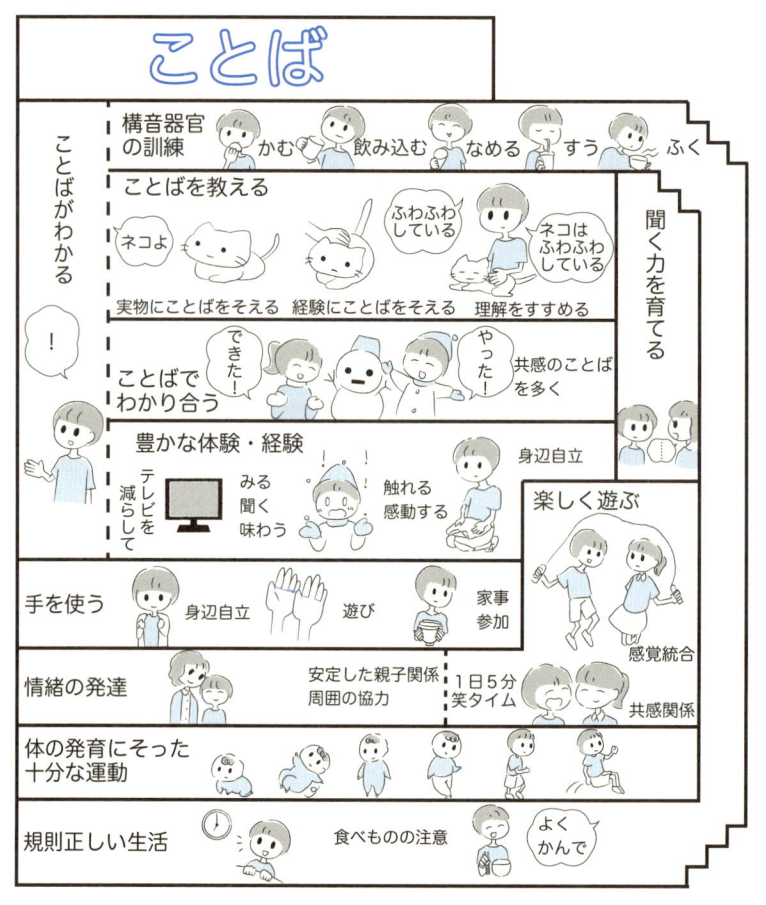

ことばのビル―高いビルを建てるには基礎が肝心（文献11）より改変引用）

【文　献】
1）Skinner B：Verbal behavior. Appleton-Century-Crofts, New York 1957
2）Nolen-Hoeksema S, 他（著），内田一成（監訳）：ヒルガードの心理学第16版. 金剛出版，2015
3）Pinker S（著），椋田直子（訳）：言語を生み出す本能（上・下）. 日本放送出版協会，1995
4）綿巻　徹：言語発達の理論①―理論の概要. 岩立志津夫，他（編）：よくわかる言語発達. ミネルヴァ書房，2005，pp6-9
5）Chomsky AN（著），田窪行則，他（訳）：言語と知識. 産業図書，1989
6）Tomasello M（著），小林春美（訳）：語彙学習におけるプラグマティクス. 今井むつみ（編著）：心の生得性. 共立出版，2000
7）Tomasello M（著），辻　幸夫，他（訳）：ことばをつくる―言語習得の認知言語学的アプローチ. 慶応義塾大学出版会，2008
8）Diana Robins, 他（著），神尾陽子（訳）：日本語版 M-CHAT．(http://www.

ncnp.go.jp/nimh/jidou/aboutus/mchat-j.pdf）2015 年 11 月 30 日閲覧
9）正高信男：0 歳児がことばを獲得する時─行動学からのアプローチ．中公論社，1993
10）DENVER Ⅱ．日本小児医事出版社，2009
11）中川信子：ことばをはぐくむ─発達に遅れのある子どもたちのために．ぶどう社，1985, p95

言語発達が遅れる原因には，さまざまなものがあります

2. 言語発達障害の原因

「はじめてのことばが，なかなか出てこない」「単語ではしゃべるけれど，文につながらない」何がことばの遅れの原因になるのでしょう．

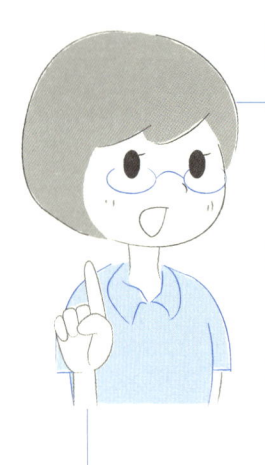

ポイント！

1. ことばの土台となる認知発達に遅れがある場合：知的障害（知的能力障害）
2. 言語に関わる高次脳機能の発達に遅れがある場合：学習障害（限局性学習症）
3. 社会的・対人的コミュニケーション機能に遅れがある場合：自閉症スペクトラム障害

認知発達の遅れによる言語発達の遅れ

認知面の遅れは一般的に「知的障害」と呼ばれます．個別の知能検査でIQ70±5以下であり，かつ日常生活活動に適応することの障害がある場合に，知的障害（知的能力障害）と診断されます．原因は，下記の表のように多岐にわたり，原因不明が4割近くを占めます．

知的障害の主な原因

受胎から出生まで	染色体異常	21トリソミー，ウィリアムズ症候群
	先天性代謝異常	フェニルケトン尿症
	脳の形成異常	水頭症，二分脊椎
周産期，新生児期	脳障害	虚血性低酸素脳症，脳室周囲白質軟化症，髄膜炎
乳幼児期以降	頭部外傷	脳挫傷，頭蓋内出血
	てんかん	レノックス・ガストー症候群

子どもたちの様子は一人ひとり違う─ダウン症とウィリアムズ症候群

　ダウン症は，通常は 2 本 1 組の 21 番染色体が 1 本多い「21 トリソミー」が原因です．発見した研究者の名前をとって「ダウン症」と呼ばれています．ことばの発達が遅れ，発音が不明瞭であることも多いのですが，コミュニケーションが上手で人なつこいといわれます．

　一方，7 番染色体に微細な欠損があるウィリアムズ症候群の子どもたちは，ことばの遅れは目立ちませんが，絵を描くことがたいへん苦手です．また，音楽に非常に優れた才能をもつ人たちが多いことも知られています．

　このように，知的障害のある子どもの様子は，その原因によって一人ひとりさまざまに異なります．

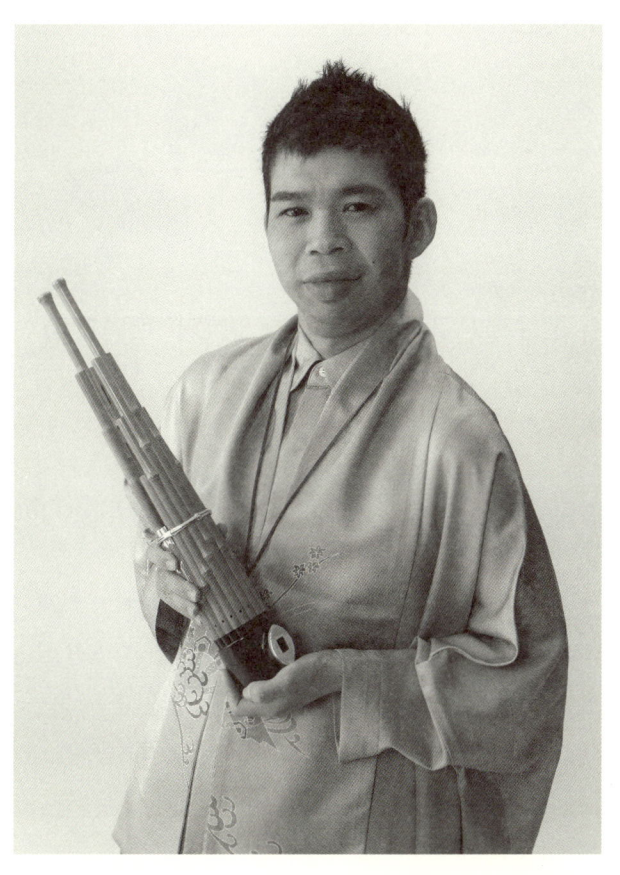

笙が得意なウィリアムズ症候群の音楽家

外界を認知することが発達の第一歩

　外界のさまざまな事物や事柄の認知は，言語発達の重要な土台です．知的障害のある子どもは，典型発達児に比べると，周囲の音や物への気づきや関心が弱く，そのため物と物との違い，音と音との違いに対する気づきも弱くなってしまいます．特に「マッチング行為（AとBが同じとわかる）」「異同弁別（CとDが違うとわかる）」の遅れは，象徴機能の遅れにつながります．

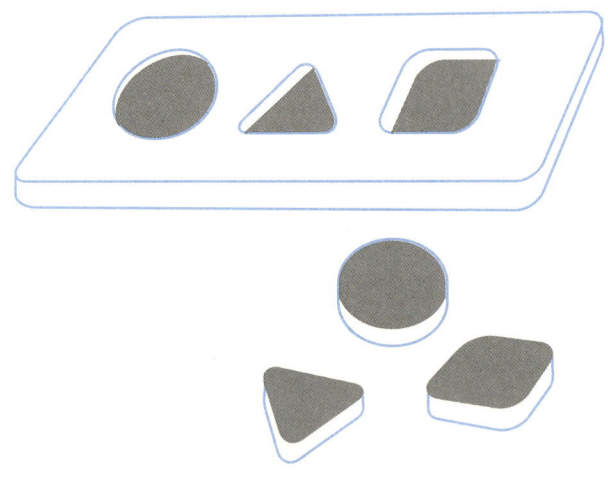

型はめパズルは「同じ・違う」を育てる

象徴機能の発達の遅れは，ことばの発達の遅れにつながる

　子どもは話しことばが発達する前に，「同じ」がわかる力を土台に「ある物をみてそれと同じ意味とを結び付ける」ことができるようになります．例えば，「帽子を持つと頭に持っていく」「お母さんがバッグを持つとお出かけとわかって玄関に先に行く」などです．知的障害のある子どもは，この結び付けが，なかなか定着しません．

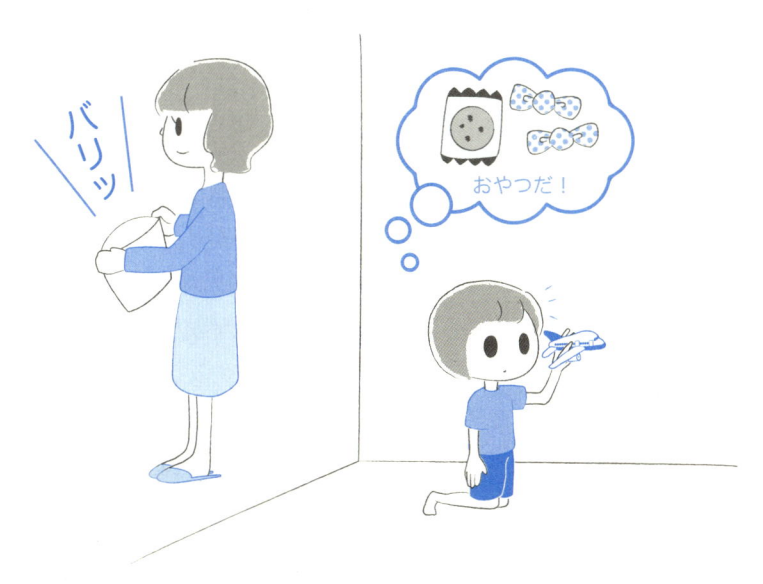

お菓子の袋を開ける音を聞くと，飛んでくる（音と「おやつ」が結び付いているから）

　このような結び付けは，「見立て遊び」に発展します．「見立てる」ということは，「ある物を，別の物で表わす」ことです．例えば，「積み木を車に見立てて，床の上で走らせる真似をする」などです．このような「見立て」，つまり「象徴機能を働かせる」ことは，ことばを獲得する大切な基盤です．ことばは象徴機能の一種であり，「ある物（意味）を別の物（音）で表わす」ことだからです．

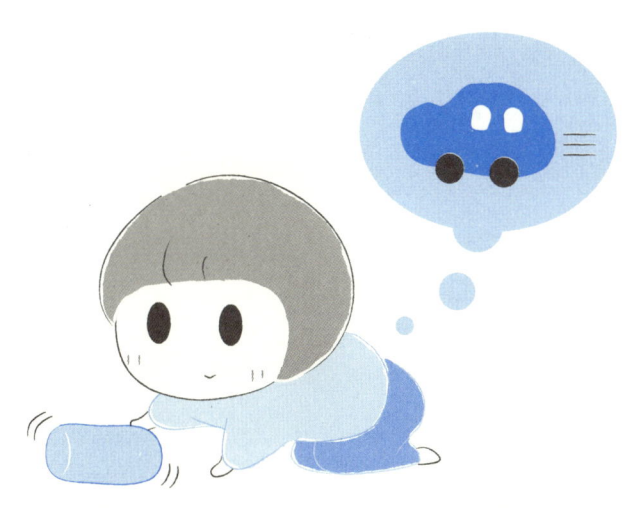

見立て遊びはことばの基礎になる象徴機能の始まり

知的障害のある子どもの言語発達は時間がかかる

　知的障害のある子どものことばは，発達がゆっくりであることが特徴です．小さいころは，生活の中でことばの基礎となるさまざまな認知機能を育てることが大切です．知的障害のある子どもは，具体的なことがらや事物はわかっても，抽象的な意味関係の習得は困難といわれています．小学4年生レベルの力があれば日常生活は自立できるので，学習面と日常生活の実用的な面の指導をバランスよく行います．

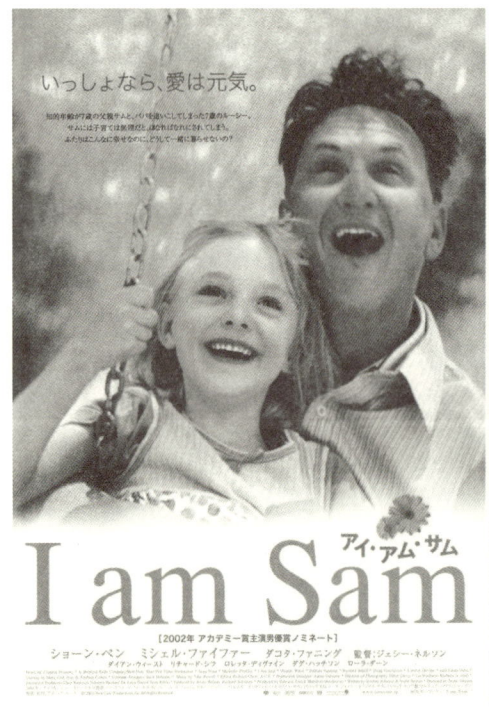

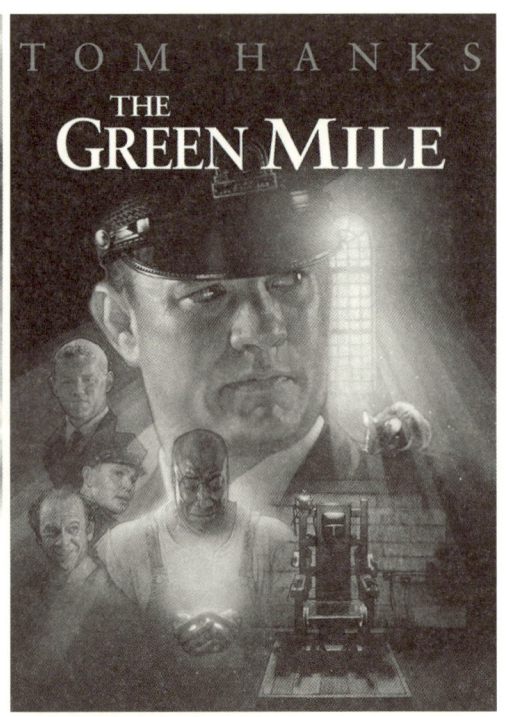

知的障害のある人が主人公の映画
I am Sam：知的障害のある父親と娘には強い絆があった
THE GREEN MILE：知的障害のある囚人に，病気を直す奇跡の力が宿っていた

聞く
・音の聞き間違いがある
・いわれたことを忘れる
・複雑な文の理解ができない

読む
・音読が遅い（逐字読み）
・読み間違える
・読解が苦手

話す
・物の名前がぱっと出てこない
・物の名前を言い間違える
・文が短い
・受動態や使役形を使わない

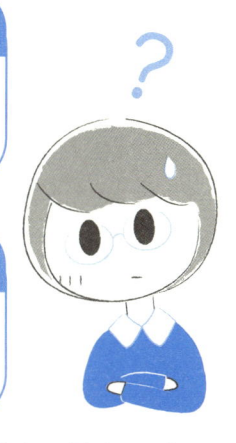

書く
・ひらがな，カタカナが覚えられない
・拗音などの特殊音節が書けない
・漢字が思い出せない
・単純な構造の文しか書けない

聞く，話す，読む，書くの症状の例

言語に関わる高次脳機能の発達の遅れ

　知的障害はないのに「聞く，話す，読む，書く」という言語の4つの側面に遅れがある場合，この症状は，「学習障害」と呼ばれていて，成人の「失語症」に似ています．大脳の言語をつかさどる領域が先天的にうまく機能していないことが原因だと考えられています．

学習障害の子どもは意外に多い

　学習障害のある子どもは約4.5％といわれています（文部科学省調査，2012）．40人のクラスならおよそ2人はいることになります．学校では，理解できるわりには音読が苦手なことや，黒板を写すのが遅いことなどで気づかれることが多いようです．

頭がよいのに読み・書きだけが苦手な子がいる

　日常の会話などは問題ないのに，文字の読み・書きだけが苦手だという場合があり，約2.5％の子どもにみられるといわれています（文部科学省調査，2012）．

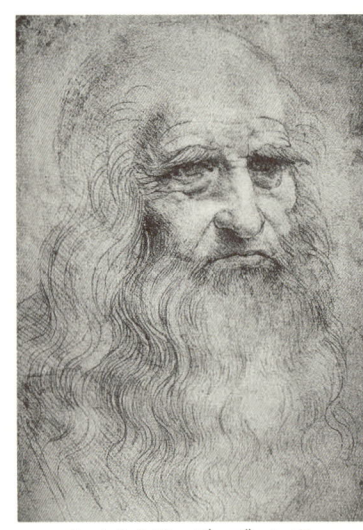

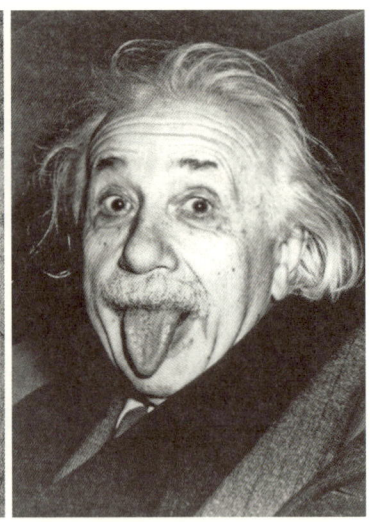

レオナルド・ダ・ヴィンチ　　　　アインシュタイン

この人たちも読み書きが苦手だった

　このような読み・書きの問題は「発達性ディスレクシア」と呼ばれ，小さいころから本や文字の読み方に興味を示さないなどで気づくことができます．早期に発見して指導をすることで，読み・書きの苦手さへの対応を知り，自己有能感や自尊心を育てることができます．

他の発達障害との併存が多い

　発達性ディスレクシアは，注意欠陥/多動性障害（注意欠如・多動症；AD/HD）や自閉症スペクトラム障害が併存することが多いと知られています．子ども一人ひとりの特徴をよくみて，その子の症状に合わせた支援を行うことが大切です．

支援にはIT機器をどんどん使おう

　パソコンのソフトやタブレットのアプリを使って読みあげや漢字変換をすれば，代償手段として使うことができます．電子辞書も，手書きパッドにひらがなを書くと，すぐに漢字に変換してくれたり，読みあげてくれたりするので便利です．

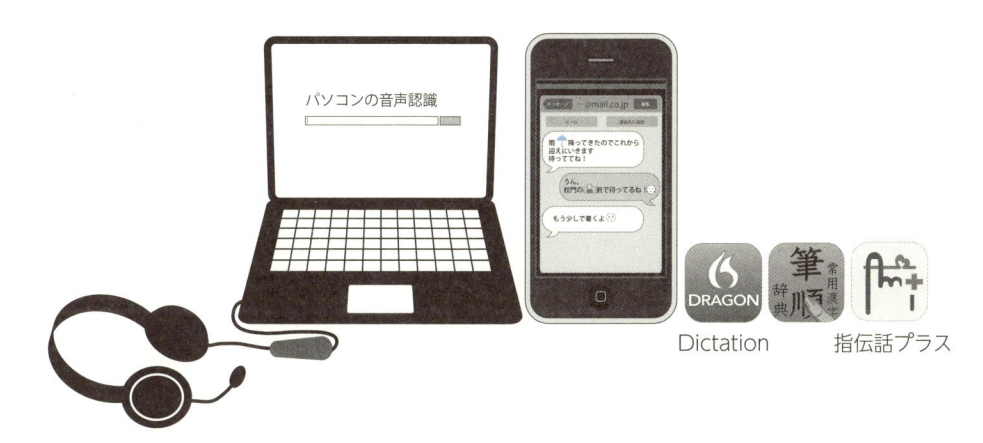

こんなソフトやアプリケーションを活用しよう！

社会的・対人的コミュニケーション機能に遅れがある場合

　ことばは，大人とコミュニケーションすることで発達していきます．子どもは，1歳前ごろから，大人がみているものに自分も注意を向けるという「共同注意」ができるようになります．その時に，大人が子どもがみているものに合わせたことばかけをすることがことばの獲得には大切です．

　自閉症スペクトラム障害の子どもたちは，このような形で大人と注意を共有することが難しいので，ことばの発達にも影響が現れます．

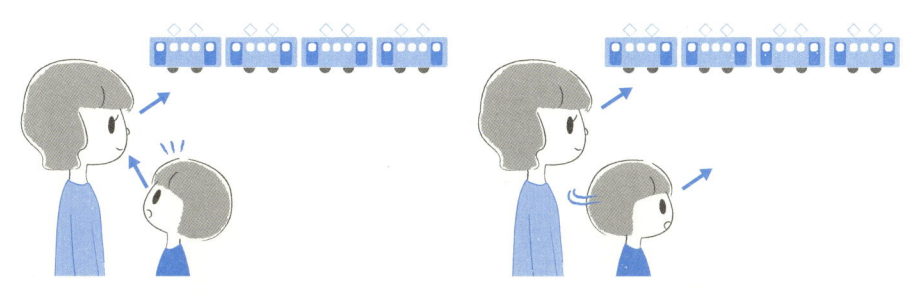

共同注意は，大人と物と子どもの3項関係

自閉症スペクトラム障害の子どもたちの特徴を一言でいうと？

　自閉症スペクトラム障害の子どもは，知的発達や言語発達では説明できない，コミュニケーションの質的な側面に問題があります．それは，表情や視線などの非言語的コミュニケーション手段の使い方であったり，相手の立場に立って共感的に気持ちをくみとることであったり，比喩や皮肉の理解であったりします．

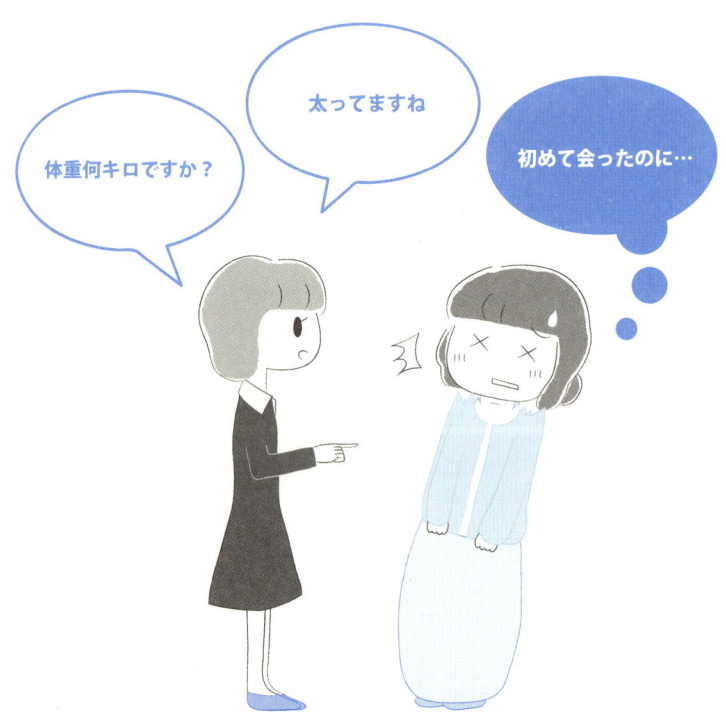

相手がなんて思うかな？

2. 言語発達障害の原因　193

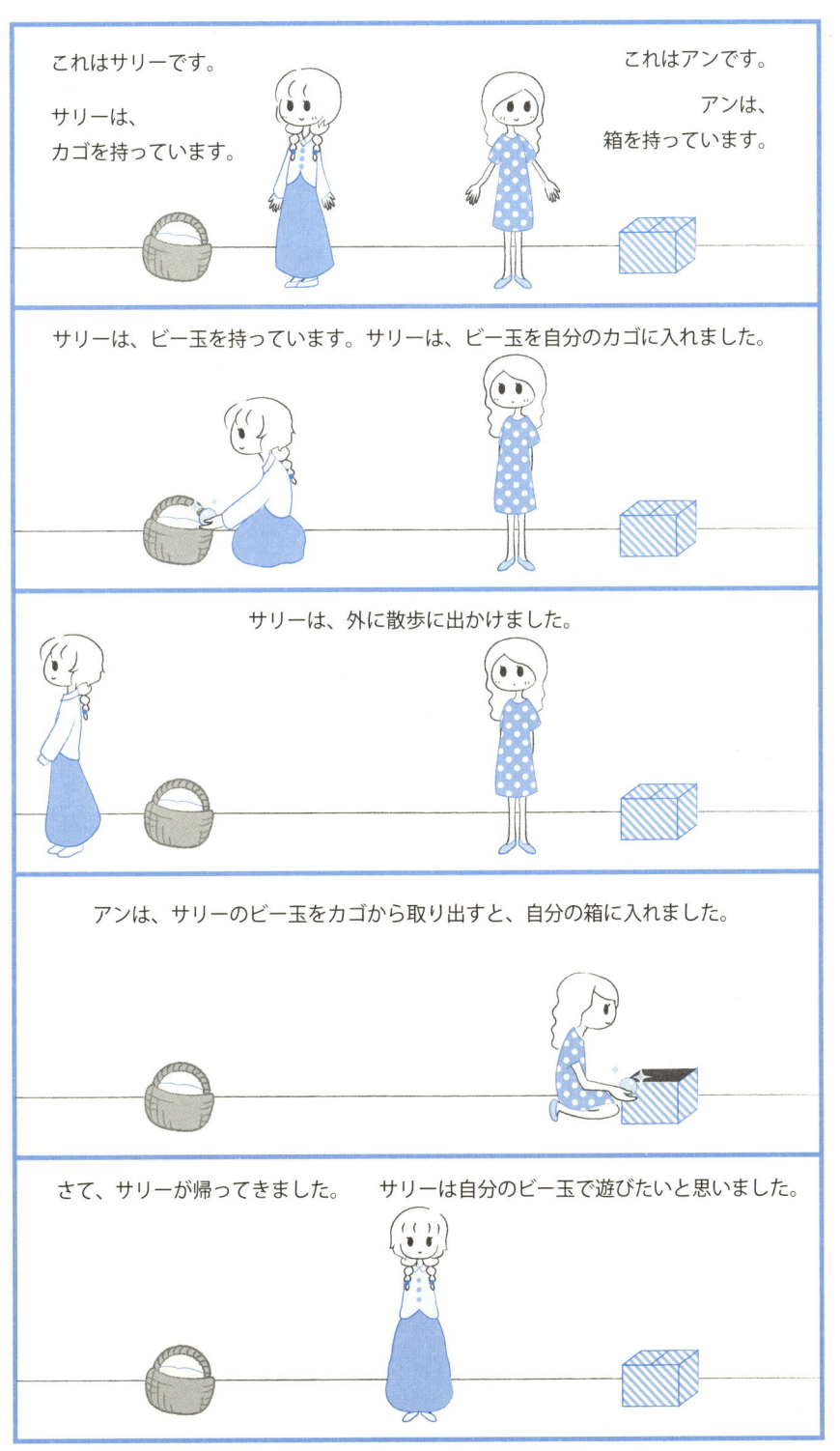

これはサリーです。

サリーは、カゴを持っています。

これはアンです。

アンは、箱を持っています。

サリーは、ビー玉を持っています。サリーは、ビー玉を自分のカゴに入れました。

サリーは、外に散歩に出かけました。

アンは、サリーのビー玉をカゴから取り出すと、自分の箱に入れました。

さて、サリーが帰ってきました。　サリーは自分のビー玉で遊びたいと思いました。

サリーがビー玉を探すのは、どこでしょう？

サリーとアンの課題（文献2)より改変引用）

「心の理論」は，相手の気持ちの理解ができるかどうかをみる課題

「サリーとアンの課題」は，典型発達の子どもであれば，4〜5歳で通過するといわれています．自閉症スペクトラム障害の子どもは，「サリーは，ビー玉がかごに入っていると信じている」という理解ができず，「アンがビー玉を箱に入れた」という事実のほうを答えてしまいます．

場面に応じてことばをさまざまな意味に使い分けることが苦手

人との関係を保つためにつく「善意の嘘」などの意味がわからないといわれています．知的能力が高くて心の理論は通過できても，このような「ことばの裏の意味」を見抜くのは難しいようです．

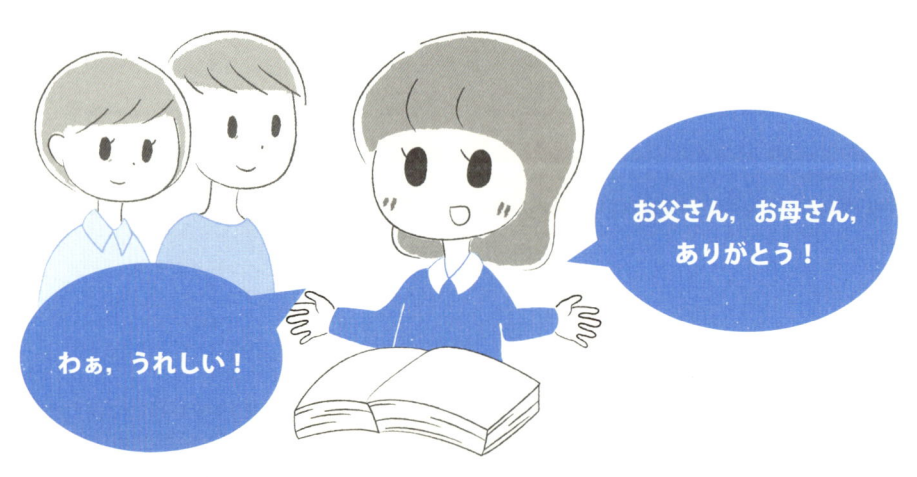

どうして「ありがとう」といったのかな？

まりちゃんは，お誕生日が待ち遠しいです．お誕生日のプレゼントには猫がぜったい欲しいと頼んでいたからです．さて，お誕生日の当日，お父さんとお母さんは，まりちゃんに，猫ではなく百科事典をプレゼントしてくれました．まりちゃんは，「わぁ，うれしい！お父さん，お母さん，ありがとう」といいました

【問題】まりちゃんは，どうしてありがとうといったのでしょう？
　典型発達の子どもの答え：お父さんとお母さんが猫をくれなかったからがっかりしたけれど，
　　　　　　　　　　　　　せっかくもらったプレゼントだから，お父さんとお母さんに悪いと
　　　　　　　　　　　　　思って（嘘だけれど）ありがとうといった
　自閉症スペクトラムの子どもの答え：本当は百科事典が欲しかったから．百科事典の中に，猫
　　　　　　　　　　　　　　　　　　のことが書いてあるから．ありがとうといったんだから，
　　　　　　　　　　　　　　　　　　それが欲しかったんだと思う

行動の背景には認知的な問題がある

　重要な情報とそうではない情報の見分けがなかなかできずに，すべてが重要だと思ってしまう（中枢性統合の問題）ため，例えば細かいことを必要以上に詳しく説明したりします．また，自分の好きなことに没頭しすぎて時間を忘れてしまうというのは，物事の優先順位がつけられなかったり，見通しをもてなかったりする（遂行機能障害）ためだと考えられています．

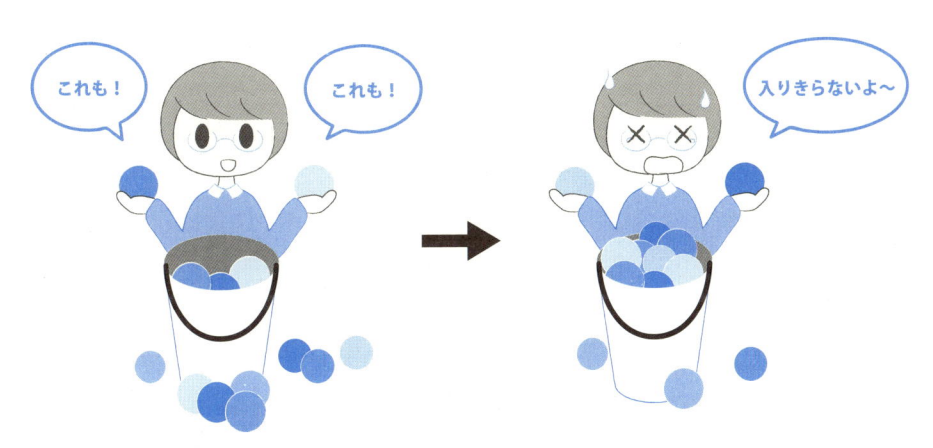

あれも，これも，それも，大切に思える

感覚が強すぎたり，弱すぎたりする

　耳から入ってくる音に我慢ができなくてパニックになったり，教室の臭いがいやで教室を出て行ってしまうなど，ある特定の刺激への反応が敏感すぎて（感覚過敏），不適切な行動に結び付いていることがあります．あるいは，感覚が鈍くて痛みをあまり感じないため，危ないことの予測ができなかったりします．

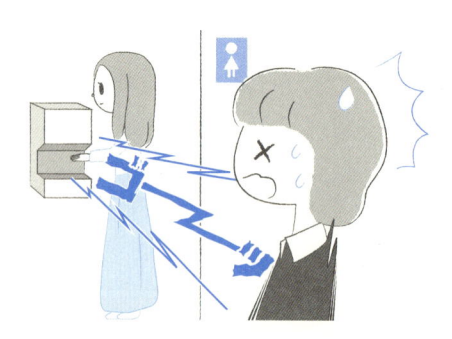

突然の大きな音は大嫌い！　　　雨を「痛い」と感じる

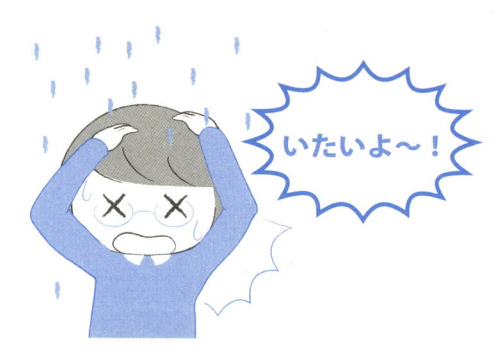

指導・支援は特性と強みに合わせることが一番重要

　目でみる情報に強いところを生かして，みただけで状況が理解できるように環境設定を整えることは非常に有効です（構造化）．

　見通しをもつことは不安を軽減することにつながるので，絵や写真などであらかじめ予定を伝えておくとスムーズに行動ができます．

　人の気持ちを理解することについては，「こんな時は，こんなふうに行動しましょう」と場面に即した対応の仕方を練習しておくと，友人関係のトラブルも減るようです．このような練習は「ソーシャルスキルトレーニング」と呼ばれます．

【文　献】
1) 石田宏代：知的障害．玉井ふみ，他（編）：言語発達障害学 第2版．医学書院，2015, p129
2) ウタ・フリス（著），冨田真紀，他（訳）：自閉症の謎を解き明かす．東京書籍，1991

子どもに合わせて検査を選びます

3. 言語発達障害の検査

　評価にあたっては，子どもの様子に合わせて検査を選んで，多面的に子どもの様子を捉えます．そして，その結果に基づきながら子ども一人ひとりの症状に合わせた指導・支援を考えていきます．

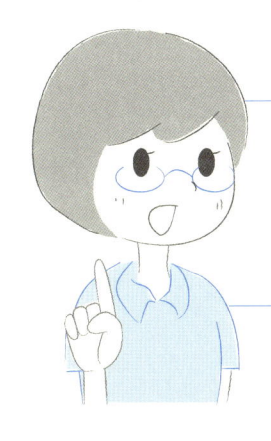

ポイント！
1. 検査は子どもの状態を理解するための道具
2. 検査中の様子や反応は，指導のヒントになる
3. 検査結果は個人情報なので守秘義務を守る

発達全般を知るための検査

- 遠城寺式乳幼児分析的発達検査法・乳幼児精神発達質問紙（津守・稲毛式）：保護者に聞きとりをしながら，領域別に発達レベルを評価します．
- 新版K式発達検査2001：実際に検査道具を子どもに操作してもらいながら，「姿勢・運動」，「認知・適応」，「言語・社会」の3領域を評価します．

知能検査

　言葉の発達が遅い子どもの場合は，知能検査を必ず行います．
- 田中ビネー知能検査Ⅴ：年齢別の課題構成になっており，精神年齢（MA：Mental Age）と知能指数（IQ：Intelligence Quotient）を算出します．
- WISC-Ⅳ知能検査（ウィスク・フォース）：言語理解，知覚推理，ワーキングメモリ，処理速度

など，子どもの力を多面的に評価し，合成得点（知能指数）を算出します．

言語発達検査

- 絵画語い発達検査(PVT-R)：聞いてわかる言葉の発達レベルを調べます．
- LC スケール：言語理解，言語表出に加えてコミュニケーションも評価します．学齢期の子どもには，LCSA を用います．
- 国リハ式〈S-S 法〉言語発達遅滞検査：言語未習得期から語連鎖学習までを段階的に評価して，指導に結び付けます．

読み書きの検査

- 小学生の読み書きスクリーニング検査：学年別の読み書きのスクリーニング検査です．
- 特異的発達障害-診断・治療のためのガイドライン：ひらがなの単音・単語と単文の音読の流暢性と正確性を評価する検査です．

自閉症スペクトラム障害の検査

- CARS（カーズ）新装版：自閉症の有無の鑑別に使われます．
- PEP-Ⅲ（ペップ-サード）（心理教育プロフィール三訂版）：ことばを使わない検査項目が多く，重度の子どもでも実施できます．「芽生え反応」と呼ばれる「できる，できない」の中間の反応も評価できることが特徴です．
- ADOS（エイドス）（自閉症診断観察スケジュール）：自閉症スペクトラムのある子ども・成人の行動を半構造化された場面で観察します．講習を受けた検査者が実施します．
- ADI-R：質問紙形式で保護者に子どもの様子を聞きます．

ことばを教えるのではなく「育む」気持ちが大切

4. 指導・支援とコミュニケーションのコツ

　子どもの言葉の指導・支援で大切なことは，その子の発達全体を育む視点を忘れないようにするということです．

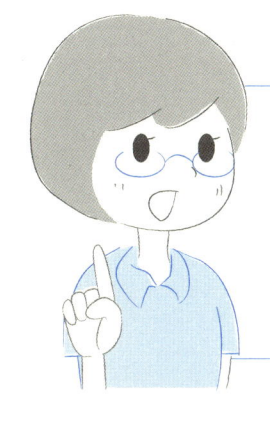

ポイント！

1. もうすぐできそうなことをみつけ，そっと後押しする
2. わかることばを増やす
3. 関わる側が適切な言葉かけをする

発達の最近接領域

　ヴィゴツキー[1]は，「自力でできる課題と，他者からの援助で達成できる課題の間に，潜在的にできる課題がある」と考えました．その領域のことを，「発達の最近接領域」といいます．
　子どもの指導や支援は，この「潜在的にできる課題」に応じて適切な援

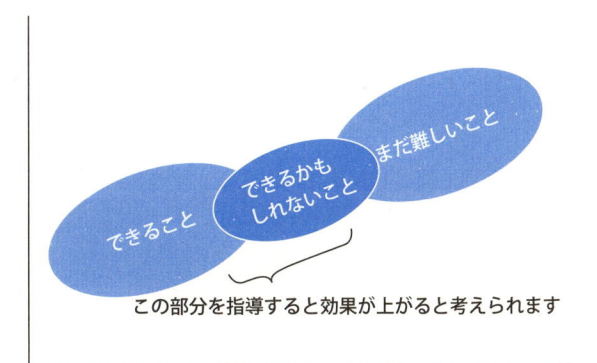

　　　　まだ難しいこと
　できるかも
　しれないこと
できること
　　　この部分を指導すると効果が上がると考えられます

発達の最近接領域

助を行う，あるいはそういう力を作り出すために行われるものです．

ことばの理解を育てる

　子どものことばが遅れていると，保護者は「話せるように指導してください」と考えがちです．しかし，典型発達でみると，子どもはある言葉がいえるようになる前に，そのことばの意味がわかるようになっています．
　ですから，話せるようになることを目指すのであれば，まずわかる事柄やわかることばを増やしていきましょう．

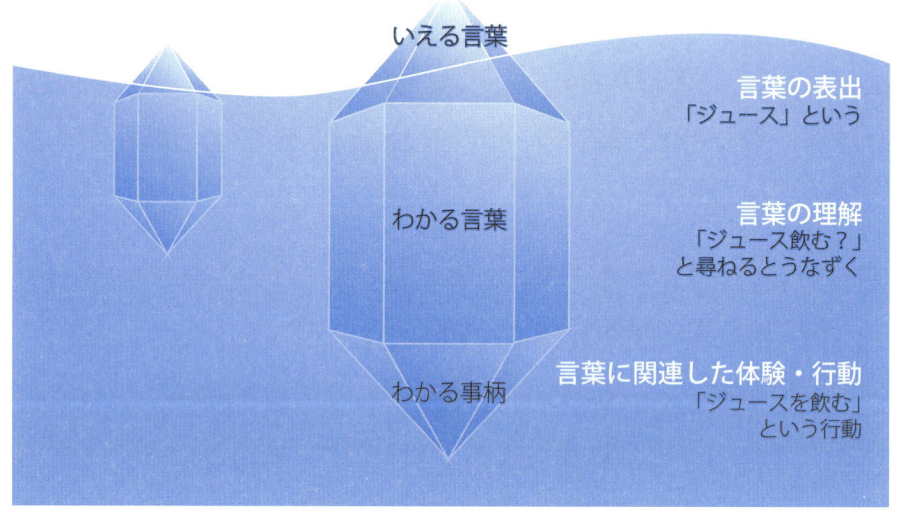

いえる言葉
わかる言葉
わかる事柄

言葉の表出
「ジュース」という

言葉の理解
「ジュース飲む？」
と尋ねるとうなずく

言葉に関連した体験・行動
「ジュースを飲む」
という行動

いえることばの下にはわかる事柄とわかることば（文献2）より引用）

どのようなことばかけが言葉を育むのか

　こどもの気持ちに共感し，子どもが伝えたいことに大人が寄り添うことが大切です．
　「にゃんにゃん，あそこ」といったら，「にゃんにゃんがあそこにいるね」と足りない部分を補った形で返します．「おいしい」と子どもがいったら，「ホントだ，おいしいね～」とそのまま繰り返します．わんわん泣いていたら，「泣いてちゃわからないよ，口でいってごらん」というのではなく，

「すごくくやしかったんだね」と，まずは子どもの気持ちを代弁します．
　教え込むのではなく，共感しながらモデルを示すとよいのです．話してほしいからといわせようとすると，子どもはかえって話してくれないものです．

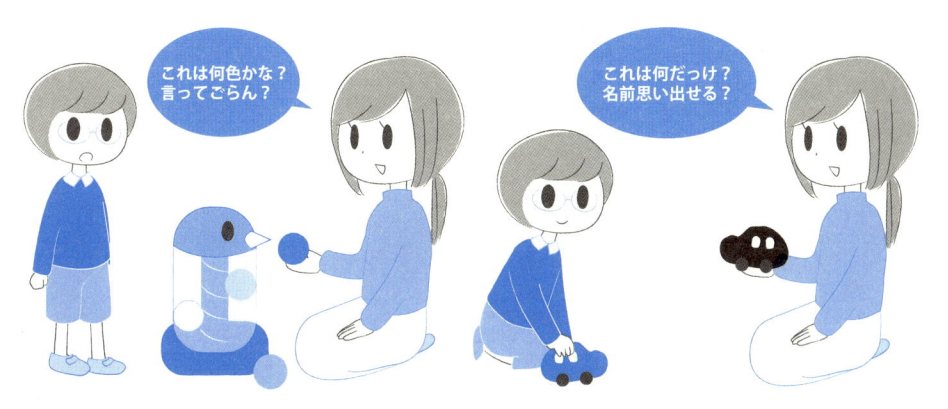

ついやってしまっていませんか（子どもにいわせようとしてしまうことがよくあります）

【文献】
1) Vygotsky LS（著），柴田義松（訳）：思考と言語—新訳版．新読書社，2001
2) 中川信子：ことばをはぐくむ—発達に遅れのある子どもたちのために．ぶどう社，1985, p95

上手に伝えられれば，手段は何でもOK!!

5. コミュニケーションを助ける道具

　聞いて理解することができても，話すことが難しい子どもには，「話す」以外のさまざまな方法を使ってコミュニケーションすることを指導します．

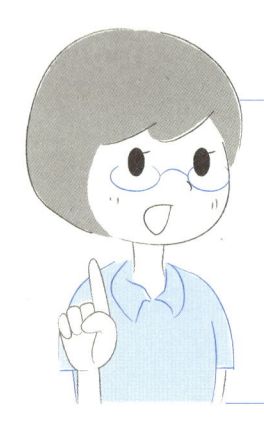

ポイント！

1. 伝わることが一番大切
2. 「話す」以外のさまざまな手段を活用しましょう
3. 伝わったら「わかったよ！」と共感しながら返しましょう

コミュニケーションを育てる─スイッチ遊び

　外界の認知力や，自分から人に働きかけようとする気持ちを育てようとする時には，スイッチを使ったおもちゃがよく使われます．
　「自分が働きかけることで，何かが変わる（因果関係といいます）」ということがわかって，その他のことにも興味がわいてきます．

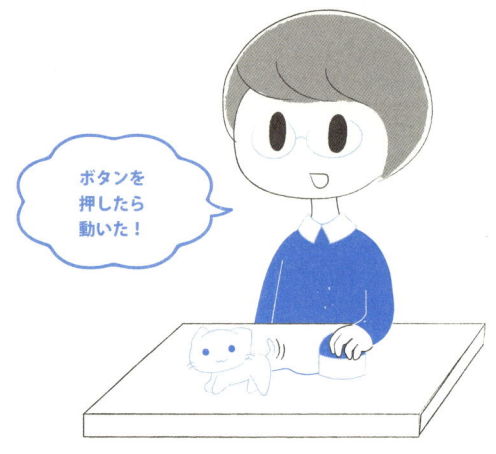

ボタンを押したら動いた！

子どもがスイッチ（ビッグマック）を押す

要求を伝える―絵カード，写真

自分がほしいもの，やりたいことを伝える手段として，ことばの代わりに絵カードや写真を人に渡したり，指さしたりして，自分の気持ちを伝えることができます．手先が器用で細かい動作が可能なら，携帯電話のメールの顔文字などを活用して，簡単なメールを送ることもできます．

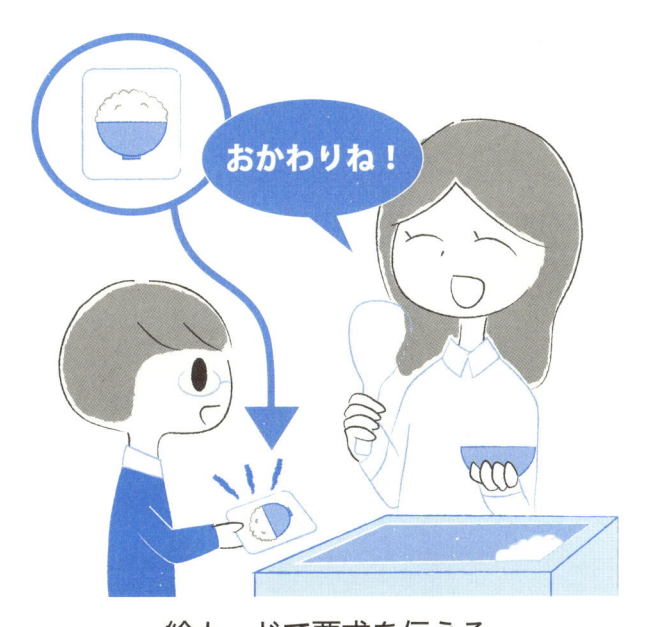

絵カードで要求を伝える
先生にご飯の絵カードを渡している．先生は「おかわりだね！」とわかってくれました

要求・気持ちを音声で伝える―VOCA（Voice Output Communication Aid）

タブレットなどに絵や写真をインストールし，それに触れると音声が出るように設定しておきます．

文字が読めるのであれば，文章で表示されているところに触れることで，音声が呈示されるアプリケーションもあります．文章をあらかじめインストールしておけば，自己紹介をしたり，討論の時に意見を述べたりすることもできるでしょう．

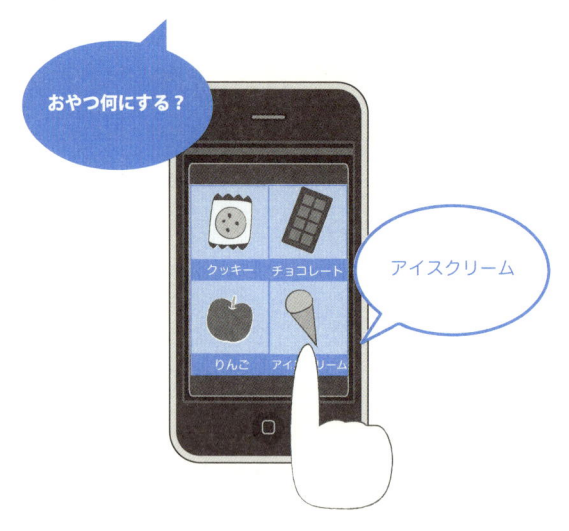

タブレットで要求を伝える
お母さんに「おやつ何にする？」と聞かれたら，タブレットに表示された4枚の絵の中の一つを指さして返事をします．指さした物の音声が流れます

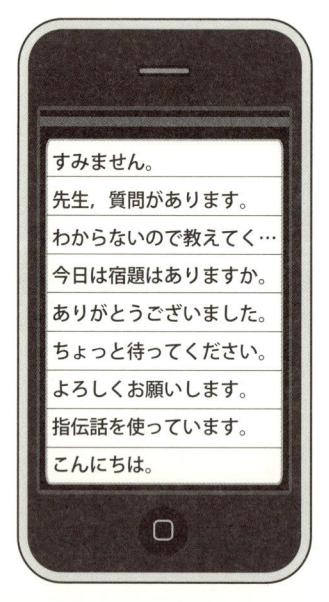

音声が提示されるアプリケーションの例
あらかじめインストールした文章を必要な時に音声で提示できます

言語発達障害の具体的なイメージをもつために

6. 事例（発達性ディスレクシア）

Aくん（10代，男性，右利き）
障害名：発達性ディスレクシア

生育歴と経過

　Aくんは，2,850gで生まれた男の子で，現在は中学生です．小さいころは落ち着きがなく，幼稚園でもじっと座っていることが苦手でした．一方で人とコミュニケーションすることは大好きでした．読み書きの苦手さをもちながらも，自分の得意な面を伸ばしながら成長していく姿を追ってみます．

来院時の様子

　Aくんは，小学1年生の時に，文字を覚えないという主訴で病院を受診しました．診察の結果，注意欠陥/多動性障害（AD/HD）と発達性ディスレクシアを合併していることがわかりました．

初診時のST評価

　小学1年生3学期の知能検査WISC-Ⅲ（生活年齢7歳2カ月時に実施）では，言語性IQ（VIQ）76，動作性IQ（PIQ）83，全IQ（FIQ）77で，知的には境界域といわれる値でした．文字については読むことより書くことのほうが苦手で，ひらがな一文字がなんとか書ける程度でした．発達性ディスレクシアの原因とされている音韻面・視覚的認知面の双方に苦手さがありました．

小学校における経過

その後，小学6年生まで言語面に関して通級による指導と，学校外で月1回程度の個別の書字指導を継続して受けました．最初は座って書字の指導を受けることができず，立ったまま書いたりしていましたが，小学4年生時には漢字テストで6～7割得点できる程度にまで伸びてきました．小学5年生時には担任から何も問題はないといわれるほど行動の問題は改善し，小学6年生時には国語の成績は全項目Aとなりました．なお，注意欠陥/多動性障害に対しては，薬物治療を受けていました．

中学生になっての再評価

中学校に入学後は，英語と数学に苦手感が出てきたので，中学1年生の2学期に再評価を行いました．知能検査WISC-Ⅲ（生活年齢13歳6カ月時に実施）では，言語性IQ（VIQ）105，動作性IQ（PIQ）115，全IQ（FIQ）111でした．音韻認識課題（音韻のワーキングメモリをみる課題）では，無意味語3モーラの逆唱は困難であり，音韻認識の苦手さが明らかに認められました．この点は，小学2年生時の評価と比較しても大きな改善は認められませんでした．

抽象的な語彙の理解力や視覚的認知・視覚的記憶は，平均の範囲内と思われました．読み書き評価については，一文字ずつの仮名文字の音読速度は遅かったのですが，文の音読速度は平均のレベルでした．語彙力があるので，その語彙力でカバーしていると思われました．漢字書字のレベルは，おおむね小学生4年生程度で，やはり音読より書字のほうが苦手でした．読解力をみる検査では読書力の偏差値51で，読解力は平均レベルでした．音読は苦手ですが黙読して意味を理解することは良好と考えられました．

英語の評価

中学1年生の教科書に出ている英単語の想起と書字に関して評価を行いました．例えば，「本は英語で何といいますか」と聞いて，日本語の単

語を英語でいってもらった後，いえた単語だけスペルを書いてもらいました．英単語25語のうち，英語でいえた単語は23個，そのうち正しく綴れた単語は12個でした．いえるけれど書くとなると正確に書けない状態だと思われました．書字の例を以下に示します．

英語書字の例

英単語	誤った書字
bird	bard
pencil	pentero
school	scoor

単語は，英語の音が想起できても，書く時には英語のスペルで書くのではなく，ローマ字表記と英語のスペルの知識（子音が続くことがある，語尾は子音で終わることが多いなど）を組み合わせて書いていました．

英語の指導経過

英単語の音読（文字─音韻変換）については，文字のひとまとまりを的確に音に変換することを意識し始めてから，徐々に長い単語の音読にも取り組めるようになりました．また，電子辞書を常に活用し，単語の意味を必ず確認してもらいました．そのほかにも授業対策として，新しい単元に入る時には，まず指導者が教科書を音読し，その意味の概略をＱ＆Ａで確認しました．その後，もう1回一文ずつ指導者が音読する文を聞いて，わからない単語をいってもらい，単語の音読をして意味を確認しました．以上のような指導を中学3年生の3月まで継続したところ，最後には英語の成績は5段階評定の3に上がり，公立高校に合格することができました．

中学3年生の3学期の再評価結果

以下に示すように，初回評価時と比較して，改善が認められました．

中学3年生の3学期の再評価結果例

英単語	書字
bird pencil school	中1単語 正しく書ける
language world tree example	中3単語 rとlの区別できる 不規則語も書ける

まとめ

①長期的指導の効果：小学1年生から中学3年生まで，事例のニーズに合わせて指導を続けた結果，長期的に改善が認められました．その要因は，常に事例の状態を的確に評価し，その結果に基づいた指導を行ったことにあると考えられます．

②苦手さとは一生涯の付き合い：改善がみられたとはいえ，読み書きの力は典型発達の子どもに追いつくレベルに達することは困難でした．このような苦手さがありながらも，代償手段などを上手に利用して実用性を高めることも大切な目標です．

③障害を理解して支えてくれる存在の大切さ：家族や言語聴覚士など，障害を理解して支えてくれる人の存在は，ともすれば「どうせやってもできない（学習性無力感）」「自分はバカなんじゃないか（自尊心の低下）」と考えてしまいがちな気持ちを支える重要な存在です．本事例も「こうすればできる」と思える（自己有能感，自己効力感）成功体験を積んだからこそ，高校受験にチャレンジすることができたのだと思います．

発達性ディスレクシアは，まだまだ知られていない障害です．多くの人に正しく理解してもらい，その人に合った支援が受けられるようになることを期待しています．

付録

拡大・代替コミュニケーション(AAC)の考え方

付録

話したり，聞いて理解したり，字を書いたり，読んだりすることを助ける道具

拡大・代替コミュニケーション（AAC）の考え方

AAC とは

　子どもであっても，成人であっても，話すことや書くことに支障があって自分の意思を伝えることが難しい時には，代わりの手段を導入することを考えます．これらは拡大・代替コミュニケーション（AAC: Augmentative and Alternative Communication）と呼ばれ，機器を使わない手段から機器を使う手段までさまざまあります．

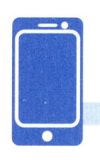

参加が大事

　このような代用手段を使うと，コミュニケーション機能が発達・改善しなくなるのではないか，という人もいるかもしれませんが，コミュニケーションはそこに参加しないことには成り立ちません．部分的な参加かもしれませんが，それがやる気を引き出し，結果としてコミュニケーション機能を向上させることがわかっています．機能的訓練をやるだけやって諦めた結果，AACを導入するのではなく，早い時期から障害の程度に合わせて，さまざまな手段を組み合わせて参加の機会を確保していくことが必要です．

AAC と ICT

　携帯電話，さらにはスマートフォンが急速に普及して，多くの人が日ごろから，音声や文字，その他さまざまな方法を組み合わせて情報のやりと

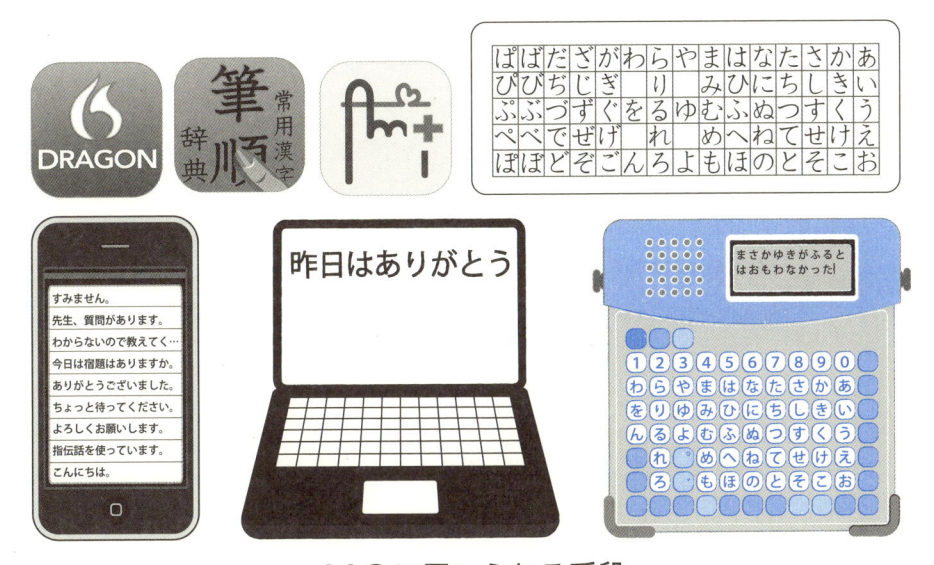

AACに用いられる手段
症状や場面に応じてさまざまな手段を組み合わせます

りをしています．例えば，文字で打ったメールに絵文字をつけて気持ちを伝えたり LINE スタンプで感情を伝えあったりします．これらの絵柄は文章や感情の理解を促し，また文字の代わりに自分の気持ちを表現してくれています．また，文字を入力すると予測変換機能が働き，いくつかの選択肢があらわれます．何もないところから文章を書くことが難しくても，いくつかの候補の中から選ぶ方法であれば，自分の力で文章をつくることができるかもしれません．さらに音声入力機能を使えば，話した言葉を概ねそのまま文字にしてくれたり，声だけで機器を操作したりもできます．このように，少し前には夢物語だったようなことが，情報技術（ICT：Information and Communication Technology）の進歩に伴って，実現できるようになっています．

スマートフォンをうまく使おう

言語障害や身体障害があるから，障害がある人専用につくられた機器を使わなくてはいけないということはありません．例えば，これまでに使い慣れている携帯電話，スマートフォンやパソコンなどを障害に応じてさまざまな形で AAC として活用できる時代になっています．

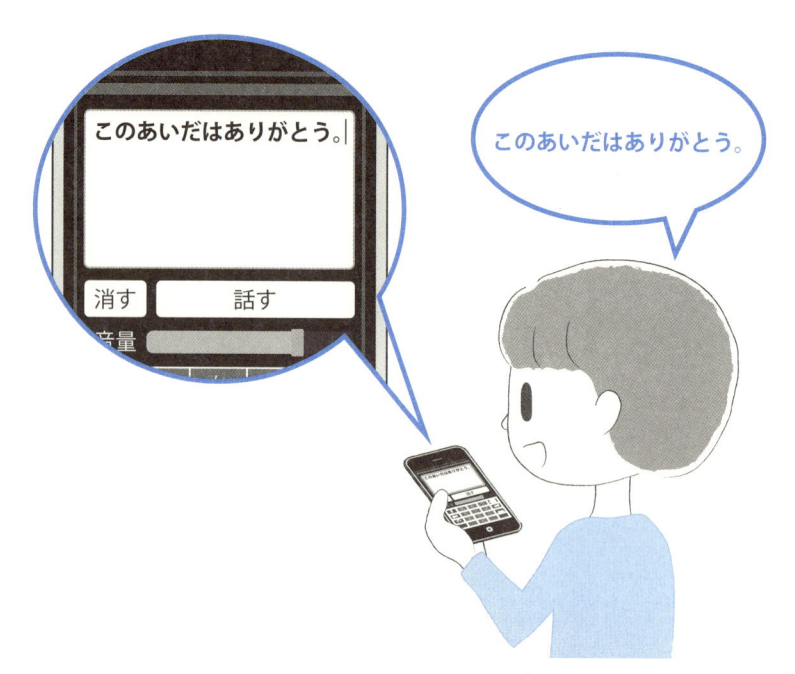

スマートフォンの声音入力機能

　AACの専用機やパソコンなどは，せっかく購入しても高価なものなのに使わなかったらどうしようという不安もあるかもしれません．しかし，機器を使ったコミュニケーションが楽しい活動であれば，使いたいと思う気持ちがわいてきます．まずは，支援をする人とのコミュニケーションを楽しく実用的に行うことから始めてはどうでしょう．さらに，生活上で最低限必要なことのやりとりにとどまらず，気持ちや意見を伝え合うことができたらよいと思います．ベッドサイドからインターネット上へと，コミュニケーション活動は空間を超えます．たとえベッドから離れられなかったとしても，さまざまな方法で世界を知ることはできるし，離れた友人と心を通わせることもできます．

補助を知ってうまく使おう

　話せるように，書けるように，歯を食いしばって頑張るばかりではなく，できない部分は機器に頼って便利に快適に過ごすという活動を選ぶことは決して悪いことではないのです．機器によっては，購入の際に自治体から補助がでることがありますので，役所などの担当窓口に問い合わせてみる

とよいでしょう．

　AACに役立つICTの進歩はペースが速いため，1年前の技術がもう古いものになっている場合も珍しくありません．最新の情報を得るためには，インターネットなどで情報を探してみるのもよいでしょう．

【文　献】
1）東京大学・学際バリアフリー研究プロジェクト（AT2ED エイティースクウェアード Project）：http://at2ed.jp（2016年1月30日閲覧）

やさしいコミュニケーション障害学
―基礎からわかる言語聴覚療法の実際

発　　　行	2016年6月11日　第1版第1刷Ⓒ
編　　　集	八王子言語聴覚士ネットワーク
発　行　者	青山　智
発　行　所	株式会社　三輪書店
	〒113-0033　東京都文京区本郷6-17-9　本郷綱ビル
	☎ 03-3816-7796　FAX 03-3816-7756
	http://www.miwapubl.com
装　　　丁	関原直子
印　刷　所	三報社印刷　株式会社

本書の無断複写・複製・転載は，著作権・出版権の侵害となることがありますのでご注意ください．

ISBN 978-4-89590-557-2　C 3047

JCOPY ＜(社)出版者著作権管理機構　委託出版物＞

本書の無断複製は著作権法上での例外を除き禁じられています．複製される場合は，そのつど事前に，(社)出版者著作権管理機構（電話 03-3513-6969, FAX 03-3513-6979, e-mail: info@jcopy.or.jp）の許諾を得てください．

■ 対象者一人ひとりの状態に合わせた失語症訓練のためのアイデア満載の教材集

失語症の訓練教材【第2版】
140の教材と活用法

編集　鈴木 勉・綿森 淑子

　失語症の言語訓練で実際にセラピストが作成し使用している教材から、代表的な140の教材を厳選して収録。教材を「名詞」「文」「文章」「書字・音読」「発語失行」「非言語的機能」「コミュニケーション」の7つの分野に分類し、付録としては教材作成に役立つ情報をまとめた。各教材の使用法や留意点、訓練目的と教材作成上のポイントをわかりやすく解説しているため、改良しやすく、対象者の状態に合った個別性の高い教材として活用できる。

　初版発行（1999年）から17年が経過し、第2版では時代に合わせてイラストや語句を一部新しくアップデート、columnではデジタル機器を使った新たな訓練方法を紹介した。また教材作成のための素材の入手方法を、IT時代に対応して変更を加えている。失語症訓練のアイデアが詰まった一冊。

　なお、姉妹編として「失語症のグループ訓練─基礎と122の課題」がある。

■ 主な内容

第1章 名詞
■ 理解
1. 物品名を聞いて絵カードを指す
2. 名詞の文字カードと絵カードの対応
3. 漢字に対応する絵の選択
4. 絵に対応する漢字の選択(1)
5. 絵に対応する漢字の選択(2)
6. 絵に対応する漢字と平仮名の選択（模写）
7. 関連語の選択
8. 上位概念（カテゴリー）に含まれる単語の選択

■ 表出
9. 絵カードの呼称
10. 同一語頭音の絵の呼称
11. しりとり式呼称
12. 対になった2つの絵の呼称
13. 3つのヒントに関連する名詞の想起
14. 語頭音別語想起
15. カテゴリー別語想起
16. 特定の目的に必要な物品の想起
17. 3つの名詞からのカテゴリー名の想起
18. 語連想による語想起
19. 反対語・対語の想起
20. 環境音のヒントによる名詞の想起
21. 身体部位の呼称
22. 地名の呼称

■ 手がかりによる表出
23. 修飾する語句や句を手がかりとする呼称
24. 後に続く動詞を手がかりとする呼称
25. 文脈に適した名詞の想起
26. ことわざの中の名詞の想起
27. 動作絵に含まれる名詞の選択
28. 動詞に合う名詞の選択
29. 対になった2語からの選択
30. 時に関する名詞の想起
31. 説明文に対応する名詞の選択
32. クロスワードパズル

第2章 文
■ 理解
33. 動作絵と短い文の対応
34. 短い文の正誤判断（絵付き）
35. 短い文の正誤判断（文のみ）
36. 5文節程度の文の読解
37. 短い文の理解とWH疑問文への応答
38. 長い文の理解とWH疑問文への応答
39. 短い指示に従う

■ 選択
40. 動作絵に対応する動詞の選択

41. 動作絵に対応する名詞・動詞の選択
42. 1つの名詞句に続く動詞の選択
43. 2つの名詞句に続く動詞の選択
44. 文脈に適した動詞の選択
45. 名詞句に対応する形容詞の選択

■ 表出
46. 動作絵に対応する動詞の想起
47. 名詞に続く動詞の想起
48. 類推による喚語
49. 文中の述部を別の表現で表す
50. 反対の意味の形容詞の想起
51. 動作絵の説明
52. 文の構成
53. 文の要素の配列
54. 提示された動詞で文を作る
55. 身体症状の表現
56. 1コマの絵の台詞を言う

■ 文法
57. 動詞・形容詞の語尾を変化させる
58. 「たい」を使った希望・願望表現
59. 格助詞の選択
60. 格助詞の想起
61. 格助詞の用法の理解
62. パラグラフでの助詞の想起
63. 副助詞の選択・記入
64. 「と」の理解と文の表出
65. 接続助詞の選択・記入
66. 態変換に合わせた助詞の記入
67. 態変換に合わせた文の書き換え
68. 助詞の記入
69. 文の書き換え

第3章 文章
■ 理解
70. 文章の内容についての短文の正誤判断
71. 文章の内容についての正答の選択
72. 文章の内容についての質問に答える
73. 道順を表す文の読解
74. 文章の要点についての質問に答える
75. 新聞記事の内容についての質問に答える
76. 物語の内容についての質問に答える

■ 表出
77. 2つのものの共通点や相違点を述べる
78. 短い質問に答える
79. 情景画の説明
80. パラグラフの説明

81. 日記を書く
82. 手順の説明
83. ことわざの説明
84. 4コマ漫画の説明
85. 失語症の体験記を書く
86. 写真などを見ながら思い出を話す
87. ニュースを題材に話し合う

第4章 書字・音読
88. 図形の模写
89. 単純な形態の文字の模写
90. 身近な物品名の漢字の模写
91. 季節の挨拶状用例文の模写
92. 新聞の見出しの模写
93. 「日記カード」による日記
94. 絵カードによる漢字の自発書字
95. 文脈を手がかりにした漢字の自発書字
96. 読みの類似した漢字の書字
97. キーワードによる仮名1文字の書写訓練
98. 語音の抽出と仮名書字
99. 仮名の配列
100. 漢字単語の仮名振り
101. 清音以外の仮名表記
102. 仮名単語の音読と漢字の対応
103. 漢字や仮名の書字・音読
104. いろいろな長さの文の音読

第5章 発語失行
105. 構音器官の運動
106. 口型模倣による構音
107. 視覚的サインを使った構音
108. 特定の音で始まる物品の絵の構音・呼称
109. 音節抽出と構音
110. 紛らわしい音の出し分け
111. 言いづらい音・音連続の構音
112. 拗音かるた
113. 歌を使った練習
114. 詩の朗読

第6章 非言語的機能
■ 認知
115. 図形と図形の対応（抽象図形）
116. 絵合わせ
117. 絵とシルエットの対応
118. 時計を読む
119. 時計に針を書き入れる
120. 地図上での地名の位置の認知

■ 数と計算
121. 数字の模写
122. 数を数える
123. 数系列の完成
124. 数の大きさの比較
125. 数を答える
126. 電話番号の聞き取り
127. 加減乗除
128. マトリックスを使った加算・九九
129. そろばんの問題集を使った電卓計算
130. 時間の計算
131. 異質な絵の発見
132. 塗り絵
133. 歌

第7章 コミュニケーション
134. 絵の模写
135. 絵の完成
136. 略画
137. コミュニケーションノート
138. 実用コミュニケーション訓練
139. コミュニケーション場面の設定
140. 「思い出ノート」の作成と利用

■ 付録
Ⅰ. 失語症訓練に役立つ資料
Ⅱ. 語・文リスト

■ Column
日常物品絵カード
身の回りの注文書や申込書類を教材に
「生きた」フリートーキング
コミュニケーションを楽しむ
会話パートナーの活動
失語症の会でのアプリケーションの活用
時事ニュースで社会の動きへの関心を
調理訓練で作業療法と連携
パラグラフと短文の入手先
伝える気持ちを引き出した宿題ノート
失語症のある復職者へのサポート
失語症の人が考えた教材
機器を活用した自主訓練
デイケアで使用できる教材
ベッドサイドでの訓練で好評な教材
手抜き教材づくりのススメ
PACEの絵カードのこと
一冊のノートの可能性
思い出の写真・思い出の品

● 定価（本体 3,800 円＋税）　B5　260頁　2016年　ISBN 978-4-89590-543-5

お求めの三輪書店の出版物が小売書店にない場合は，その書店にご注文ください．お急ぎの場合は直接小社に．

三輪書店
〒113-0033 東京都文京区本郷6-17-9 本郷綱ビル
編集 ☎03-3816-7796　FAX 03-3816-7756　販売 ☎03-6801-8357　FAX 03-6801-8352
ホームページ　https://www.miwapubl.com